口腔硬组织实验技术

主 编 史 册 赛音乌力吉 李丽丽

科学出版社

北 京

内 容 简 介

本书由长期从事口腔硬组织相关研究的学者和技术人员撰写，内容包括口腔疾病动物模型建立方法、口腔硬组织的组织学技术、影像学与分子生物学检测技术，以及口腔硬组织相关细胞培养方法等，旨在为口腔硬组织发育、稳态、疾病等生理和病理状态领域的研究人员，提供疾病建模、细胞培养与相关检测等的方法和技术指导，以及标准化、可复制的操作流程。

本书实用性强，内容深入浅出，可供口腔医学领域及跨学科相关研究者阅读参考。

图书在版编目（CIP）数据

口腔硬组织实验技术 / 史册，赛音乌力吉，李丽丽主编. -- 北京：科学出版社，2025.2. -- ISBN 978-7-03-079968-5

Ⅰ. R329. 44

中国国家版本馆 CIP 数据核字第 2024WA9230 号

责任编辑：马晓伟　刘　川 / 责任校对：张小霞
责任印制：肖　兴 / 封面设计：龙　岩

科 学 出 版 社 出版
北京东黄城根北街 16 号
邮政编码：100717
http://www.sciencep.com
三河市春园印刷有限公司印刷
科学出版社发行　各地新华书店经销
*
2025 年 2 月第 一 版　开本：787×1092　1/16
2025 年 2 月第一次印刷　印张：13 1/2　彩插：6
字数：307 000
定价：**88.00** 元
（如有印装质量问题，我社负责调换）

《口腔硬组织实验技术》编者名单

主　编　史　册　吉林大学口腔医院

赛音乌力吉　哈尔滨医科大学附属第一医院

李丽丽　哈尔滨医科大学附属第一医院

编　者（按姓氏笔画排序）

厉超元　同济大学附属口腔医院

冯婧薇　哈尔滨医科大学附属第一医院

曲　明　吉林大学口腔医院

刘　伟　中国人民解放军 61646 部队门诊部

刘培红　哈尔滨医科大学附属第一医院

李　威　北京儿童医院黑龙江医院

李木子　辽宁省人民医院

吴传彬　中国医科大学附属口腔医院

张　莹　哈尔滨医科大学附属第一医院

张雨晴　吉林大学口腔医院

陈家亮　哈尔滨医科大学

陈梦楠　哈尔滨医科大学附属第一医院

孟　琰　哈尔滨医科大学附属第一医院

赵　芳　哈尔滨医科大学附属第二医院

黄焱玉　中山大学光华口腔医学院附属口腔医院

樊马娟　北京儿童医院黑龙江医院

前　　言

　　随着生命科学和口腔医学的飞速发展，有关口腔颌面部的研究越来越广泛，也越来越深入。口腔颌面部不仅有与全身其他器官系统相同的特性，更有其独特性。例如，牙体硬组织中的牙釉质是全身最硬、矿化程度最高的组织，也是全身唯一无细胞、由上皮细胞分泌继而矿化的组织；牙槽骨是上下颌骨包围和支持牙根的部分，由于其参与咀嚼、吞咽和言语等功能，牙槽骨和颌骨的受力极为复杂，使其成为全身骨组织中改建最活跃的组织等。这些特性不仅导致其在病因、疾病种类、病理变化、临床表现、治疗和预后等方面均存在特性，也激发了科研工作者的浓厚兴趣，为我们提供了探索口腔医学未知领域的宝贵机会。然而，在口腔硬组织研究中，细胞分离和培养、组织学、组织化学和特殊染色等方面与其他组织存在显著差异。基于此，我们撰写了《口腔硬组织实验技术》一书，旨在为口腔硬组织的发育、稳态、疾病等生理和病理状态领域的研究者提供疾病建模、细胞培养和相关检测等的方法和技术指导。

　　本书内容包括口腔疾病动物模型建立方法、口腔硬组织的组织学技术、影像学与分子生物学检测技术、口腔硬组织相关细胞培养方法等。值得一提的是，啮齿类动物的切牙具有终身不断生长的特性，这为研究干细胞和组织再生提供了理想的动物模型。因此，本书不仅适合口腔医学领域的研究者阅读，也可供跨学科研究者参考。

　　本书由长期从事口腔硬组织相关研究的学者和技术人员撰写，他们将自己多年积累的丰富实验经验融入书中。我们的目标是为读者提供标准化、可复制的操作流程，以及实用的指导，帮助读者提高实验的成功率和科学性。

　　在此，我要特别感谢赛音乌力吉等同仁的辛勤工作和无私奉献。我们真诚地希望本书能够成为您研究道路上的一盏明灯，照亮您探索口腔硬组织奥秘的旅程。对于书中可能存在的不足和疏漏，恳请读者批评指正，以便再版时改进和完善。

史　册

2024 年 10 月

目　　录

彩插

第一章　口腔疾病动物模型建立方法

　　口腔疾病动物模型是一种通过在动物身上模拟人类口腔疾病的病因、病理过程和临床表现，从而进行科学研究的方法。通过这种模型，我们可以系统地研究各种口腔疾病的发生、发展及治疗方法、影响因素、预后和转归等各个方面。构建口腔疾病动物模型，要选择背景资料完整、来源充足、动物的生命周期能够满足实验需要且经具备资质的相关动物管理机构批准的特定动物群体，同时在某些预算受限的项目中，可兼顾价格因素。

　　利用实验动物建立口腔疾病动物模型的作用如下：

　　（1）模拟特定口腔疾病：通过模拟人类特定的口腔疾病，可以更好地了解口腔疾病的发生、发展规律，研究口腔疾病的预防和治疗措施。

　　（2）间接研究：通过对动物模型的间接研究，可以更准确地研究口腔疾病，并将之与人类口腔疾病临床症状和体征进行对比，以深入探讨人类口腔疾病的致病因素及防治措施。

　　（3）研究药物效果：通过在动物模型上进行药物试验，可以更准确地评估药物对口腔疾病的疗效和副作用，为临床治疗提供参考。

　　（4）研究预防措施：通过观察动物模型在特定环境因素或行为因素下的口腔健康变化，有助于研究和开发新的防控手段，为人类口腔疾病的预防提供新的思路和方法。

　　总的来说，利用实验动物建立口腔疾病动物模型有助于更深入地了解口腔疾病的发病机制、预防措施和治疗方法，助力人类口腔健康事业的发展。

第一节　牙体牙髓疾病动物模型的建立方法

一、龋病动物模型建立的必要性

　　龋病是一种常见病，在人群中发病率高，对人类生产生活的损害不容低估。引起龋病的因素主要包括：①致龋微生物，如特异性细菌与非特异性细菌等；②宿主因素，如牙齿牙弓形态、唾液质量与缓冲速度；③食物因素，如糖类的进食量与频率；④其他因素，如时间、地区差异、种族等。

　　因此，我们可以根据这些致病因素在动物身上模拟龋病的发生条件，以此来构建龋病的动物模型。首先，动物的选择对于此模型的构建极其重要；其次，要选择合适的建模方法才能构建合适的龋病动物模型。

（一）动物的选择

1. 猴

优点：其牙齿解剖形态、龋病发展及预后转归与人类非常相似，以该动物模型模拟人类龋病也最为理想。缺点：来源有限，实验经费较高，且存在伦理道德等问题。因此，其应用十分受限。

2. 鼠

优点：①具有高度的龋病易感性，如果饲以致龋食物如糖类，使其感染致龋微生物，就会很容易导致鼠牙齿龋损；②龋病形成速度较快，实验周期短，可近似模拟人类龋病；③体积小，便于在实验中大规模应用，且可重复性好；④饲养方便，成本也较为适中。缺点：①鼠的门牙不断生长，不适合龋齿研究；②在选择鼠品系时，要充分考虑不同种系鼠的生理特征和生活习惯存在差异，对实验因素的影响也存在差异。所以，我们应根据具体的实验指标，选择合适的鼠系进行试验，这样效果才会更为理想。

3. 小型猪

优点：①容易罹患龋病；②免疫功能与人类相似；③牙齿尺寸大，便于实验者操作；④价格低廉，养殖简单。缺点：①价格高昂，相较于其他实验动物，如鼠类，小型猪的价格较高，增加了研究成本；②饲养条件高，小型猪需要相对较大的饲养空间，且对饲养环境和管理有较高要求，这增加了实验操作的复杂性和难度；③伦理考量，由于小型猪体型较大，实验过程中可能涉及更多的伦理考量，如实验动物的福利和权益保护等。

（二）建模方法

1. 接种致龋菌

变形链球菌属中与人类龋病密切相关的重要亚群是 *S. mutans* 和 *S. sobrinus*。*S. mutans*（C 血清型）作为最重要的致龋菌，被广泛用于建立龋病动物模型。具体操作：首先选取常规动物作为实验对象，选择与人类口腔微生物生态相似的人工饲料喂养动物，然后使用一定剂量的广谱抗生素（如氨苄青霉素、氯霉素、羧苄青霉素等）处理动物口腔环境，抑制动物口腔微生物的生长。随后，选择适当的时机，在动物口腔环境中接种一种或多种致龋微生物，与此同时饲喂食物，经过一段时间即可形成实验性动物龋病模型。此法的优点：效果理想，沿用至今。缺点：不能确定实验动物口腔环境中某种或某几种细菌是否被广谱抗生素抗菌作用所抑制或消灭。

2. 饲喂致龋食谱

致龋食谱：①经典的致龋食谱是 Keyes 为小鼠和仓鼠配制的 2000#高糖食谱：56%蔗糖+6%全麦面粉+28%精制奶粉+3%苜蓿粉+1%脱水全肝粉+4%酵母+2%食盐。该食谱不仅能确保实验鼠的健康生长，还可成功建立实验性致龋模型。②Stephan 的 580#低脂高糖食谱：32%精制奶粉+66%蔗糖+2%淀粉。优点是食谱简单，容易形成平滑面龋。缺点是缺乏足够全面营养，容易造成实验鼠腹泻和营养匮乏，会影响龋病相关实验的研究分析。③305#低糖食谱：5%蔗糖+62%玉米淀粉+20%乳清蛋白+3%棉籽油+6%纤维素+1%多种维生素混合物+3%无机盐混合物。此食谱会加速小鼠白齿所有牙面龋病的进展。此外，305#低糖食谱中食物的摄入频率对龋病发展影响也很大。以大鼠或小鼠为实验动物，进食频率控制在每日 14～17 次，可明显提高实验大鼠的龋齿计分，即根据该实验食物在致龋实验中形成的磨牙各牙面龋齿计分。

3. 接种致龋菌与饲喂致龋食谱相结合

最经典的致龋模型：以大鼠为实验动物+S. mutans（C 血清型）为主要致龋菌+2000#高糖食谱为致龋饲料。具体建模方法：

选用 18 日龄 Wistar 大鼠（雌雄不限），均无龋齿。饲喂 2000#致龋饲料，适应性喂养 2 日至 20 日龄。在饮用水和普通饲料中加入氨苄青霉素钠（浓度分别为 4000U/ml 和 4mg/g），或给予含广谱抗生素的 2000#致龋饲料（氯霉素、氨苄青霉素、羧苄青霉素其中一种，1g/kg 饲料），使用抗生素后取大鼠口腔唾液样本观察抗生素抑菌效果。24～28 日龄大鼠恢复给予 2000#致龋饲料并持续至实验结束，并在大鼠牙面连续接种新鲜培养 18h 的 S. mutans 8148，浓度为 $2×10^9$CFU（集落形成单位，colony forming unit）/ml，每只鼠口腔中用棉签涂拭菌液 200μl，涂拭后 1h 内禁食禁饮，间隔 30min 后再接种 1 次。细菌接种前后（即鼠龄第 23 日和第 29 日）用无菌棉签采集大鼠口腔内牙菌斑样本经 MSB 固体培养基（胰胨 10g，示胨 10g，蔗糖 200g，葡萄糖 1g，无水磷酸氢二钾 4g，琼脂粉 20g 等）培养以确定细菌接种成功。第 56～64 日时称重后处死大鼠。分离其上下颌骨，于 2%氢氧化铵溶液中浸泡 30min，清洗后干燥，置于 0.4%的紫脲酸铵染料溶液中 12h，然后用清水冲洗，室温自然干燥，避光保存。将金刚砂切片沿上下磨牙咬合面矢状切开，残渣用清水洗净，室温自然干燥。根据 Keyes 的经典评分标准，在体视显微镜下记录每只鼠的釉质龋（E）、牙本质浅龋（Ds）、牙本质中龋（Dm）、牙本质深龋（Dx）的情况，并进行评分。评分标准如下：评分时，用肉眼评估一个平面上的龋蚀线性范围，并按 E、Ds、Dm 和 Dx 四种程度记录结果。龋病渗入大约 1/4 的牙本质范围内视为 Ds，龋损渗入牙本质 1/4～3/4 即可视为 Dm，超过 3/4 称为 Dx。当牙本质广泛受累（Dx）时，应将浸润单位同时计入 Ds 和 Dm 分类中，即 Dm 和 Dx 应计入 Ds 分类总分，因为 Dm 和 Dx 的病变必须已过 Ds 期。同样，诊断为 Dm 的病变评分也应该计入 Ds 中。

4. 特殊致龋模型

（1）去唾液腺-口腔干燥症动物龋病模型。造成人类口腔唾液减少的主要因素包括唾液腺外伤、疾病、某些药物的副作用、放疗等。这些因素会导致宿主口腔内唾液量减少与流速减慢，造成龋病敏感性增加。因此，有学者利用手术切除 30 日龄无菌 Spraque-Dawley（SD）大鼠的颌下腺和舌下腺，并结扎腮腺导管，使这些大鼠在连续 5 日感染变异链球菌 MT8148+血链球菌 ST3R+唾液链球菌 HT3R，喂以 2000#致龋饲料，84 日时终止实验，观察大鼠臼齿龋坏程度。

（2）根面龋动物模型。随着年龄的增长，人体牙根逐渐"暴露"，抗龋能力变差，因此易出现根面龋。许多学者通过各种不饱和缓冲体系，利用离体牙设计了不同状态的根面龋模型，但根面龋动物模型更能反映根面龋的真实情况。近年来，许多动物模型被用来研究根面龋。早在 1977 年，Doff 等利用稻鼠固有的口腔细菌，在高糖饮食条件下诱发牙龈退缩，在 3 个月的实验期内形成根面龋。目前，研究人员多采用切除 SD 大鼠的牙龈，并接种远缘链球菌和黏性放线菌，同时提供高糖饮食的方法；经过 7 周饲养，SD 大鼠磨牙颈部会形成根面龋。也可采用 2000#致龋饮食中添加 1%的碎鼠毛，23 日龄时接种 0.2ml（10^5 个/ml）变异链球菌 OMZ176 和黏性放线菌 Ny1 两次的方法。通常在饲养 63 日后，大鼠牙槽骨出现萎缩，形成大量根面龋。

二、牙髓疾病的动物模型

牙髓疾病临床上主要分为可复性牙髓炎与不可复性牙髓炎。牙髓炎是口腔的常见病、多发病，因此牙髓炎病因的研究极为重要。牙髓炎的主要病因如下。①微生物因素：如卟啉单胞菌、粪肠球菌等；②物理因素：如创伤、温度、电流、激光等；③化学因素：如充填材料、消毒药物等；④免疫因素：宿主自身免疫系统。

基于上述病因，我们可在动物口腔内模拟这些因素来构建牙髓炎动物模型。根据实验目的选择实验动物，尽可能模拟人类牙髓炎的发生、发展和预后机制。其中，不可复性牙髓炎的建模可采用软龋置入法、内毒素脂多糖诱导法、高热刺激法、开髓开放法等；而可复性牙髓炎的建模多采用简单的釉质磨除酸蚀牙本质法。其具体方法如下：

（一）动物的选择

1. 恒河猴（又称猕猴）

国内外已有许多报道将恒河猴牙作为牙髓炎和根尖周病的实验模型。优点：恒河猴的生活习惯与人类相似，且牙齿的形态、数量和组织结构也与人类相似。缺点：恒河猴是自然保护动物，繁殖速度慢，价格高昂，饲养困难，且使用受限。

2. 犬

优点：①犬与人类相似，也存在乳牙列更换恒牙列的替牙期；②犬的尖齿牙冠厚、根管粗，虽质脆易折，但易于研究者制作离体牙来观察牙髓组织状况；③犬的生长期长，繁殖快，易饲养，易管理，麻醉安全可靠，操作方便。缺点：犬的牙齿不易患龋齿，致使其应用受到一定限制。

3. 大鼠

常用品系包括 Wistar 及 SD 大鼠。学者多利用大鼠的臼齿进行牙髓炎相关机制的研究。优点：繁殖周期短，产仔多，生长速度快。缺点：大鼠磨牙根管狭窄，不易使用，且大鼠仅第一磨牙易应用于实验，需要样本量较大。

4. 兔

我们也可利用兔作为动物实验模型来观察牙髓疾病的发生、发展与转归。优点：①容易获得、易饲养、易麻醉、易处死；②釉质薄弱，易开髓。缺点：兔的门牙虽较长且大，易于操作，但牙根长度是牙冠的几倍，观察时间有限，因此其不适合作为牙髓疾病动物实验模型。

5. 小型猪

小型猪也被用于牙体牙髓病的病因和治疗研究，比如我国培育的"中国实验用小型猪"。优点：小型猪也有乳牙和恒牙两套牙列。乳牙的牙列为 D（3/3）、DC（1/1）、DP（2/2）和 DM（2/2），共 32 颗牙齿。恒牙列：I（3/3），C（1/1），P（4/4），M（3/3），共 44 颗牙齿*（注：作为实验研究的小型猪一般 3～15 月龄，体重 7～15kg）。

（二）建模方法

1. 软龋植入法

由于实验条件难以控制，这种诱导方法在常规实验研究中很少使用。

2. 内毒素脂多糖诱导法

具体操作方法：将大肠杆菌标准内毒素脂多糖（LPS）用生理盐水稀释至 5mg/ml，

---

* D 代表乳前牙，DC 代表乳犬牙，DP 代表乳磨牙，DM 代表乳大磨牙；I 代表恒前牙，C 代表恒犬牙，P 代表恒前磨牙，M 代表恒大磨牙。

过滤灭菌后备用。实验对象：250～300g 雄性 Wistar 大鼠称重，按 3mg/kg 腹腔注射戊巴比妥钠麻醉。麻醉后动物仰卧固定，并对其双侧上颌磨牙 A 区和 B 区的第一磨牙（M1）和第二磨牙（M2）进行常规消毒。用 1/4 球钻在咬合面上开髓，以暴露穿髓点。在 A 区 M1 穿髓点 30min（实验组），用浸过 LPS 溶液的棉球处理牙面，用玻璃离子水门汀暂封。分别于第 1 日、3 日、5 日、7 日、14 日、21 日、28 日及 35 日对动物实施安乐死；取双侧第一、二磨牙及部分颌骨，用 10%甲醛溶液固定 48h，脱钙，石蜡包埋，沿牙齿纵轴连续切片 5μm，HE 染色，在光镜下观察牙髓组织的病理学特征。

3. 高热刺激法

具体操作方法：将细菌 LPS 与无菌生理盐水混合，制成 2.5g/L 的 LPS 溶液，将无菌纸尖在 LPS 溶液中浸泡 2h 后备用。选用体重 200～250g 的 5～6 月龄 SD 大鼠，称重、腹腔麻醉；取碘伏棉球对大鼠上颌切牙进行消毒，高速涡轮机备洞；生理盐水冲洗，吸干，将浸过 LPS 的纸尖放入髓腔，氧化锌密封。继续饲养 24h 后，在乙醚麻醉下，用热汞合金充填头快速刺激上颌切牙唇侧，观察大鼠刺激后及苏醒后的反应。大鼠苏醒后 10min，麻醉处死，取出上颌切牙，常规进行固定、脱钙、包埋、切片、染色、镜下观察。

4. 开髓开放法

常用于大鼠，具体操作方法：乙醚吸入麻醉，以 350mg/kg 为给药标准，按体重腹腔注射 10%水合氯醛，动物仰卧固定于操作台。术区用碘伏和酒精消毒，用 1/4 高速球钻开髓，注意降温。最好借助显微镜钻至一个球钻深度，直至露出牙髓，可用 8 号、10 号锉探查。将髓腔直接暴露于自然口腔环境中，再行常规喂养。

5. 釉质磨除酸蚀牙本质法

具体操作方法：将 Wistar 大鼠称重，按 3ml/kg 腹腔注射 10%水合氯醛麻醉，仰卧固定于手术平台上。利用准备好的高速涡轮钻，对大鼠左右上颌第一磨牙的咬合面进行无水机械钻磨，均匀去除牙釉质厚度约 0.5mm，然后用釉质酸蚀凝胶处理暴露的牙本质表面 5min。将动物脱颈处死，快速截取左右上颌第一、第二、第三磨牙及部分颌骨标本。常规进行固定、脱钙、包埋、切片、染色、镜下观察。

（三）牙髓炎动物模型建立成功的标准

1. 牙髓炎疼痛的发生和程度可以通过观察动物的行为来判断

动物不似人类可以描述疼痛，但可以通过它们的肢体语言来进行判断。麻醉状态下，对于正常或充血的牙髓，热刺激不会引起明显的疼痛反应，但处于炎症状态的牙髓可出现明显的疼痛反应，如摇头、尖叫、提前苏醒等症状。而处在牙髓变性和坏死状态时，在外界刺激下大鼠通常是无症状的。

2. 建立大鼠牙髓炎模型后，随时间变化会出现不同的病理特征

6h 后，穿髓点下有少量中性粒细胞浸润，成牙本质细胞排列稍紊乱，部分成牙本质细胞变性，血管轻度扩张，根髓基本正常。12h 后，出现急性炎性渗出反应。牙髓组织充血，水肿和渗出明显，穿髓点以下有大量中性粒细胞浸润，局部可见微小脓肿。成牙本质细胞层轻度紊乱，有少量坏死，根髓基本正常。24h 后，大量中性粒细胞浸润于穿髓点以下，形成局限性小脓肿。病变周围成牙本质细胞层紊乱变性，血管充血，部分冠髓变性坏死。根髓部位的牙本质细胞层轻度紊乱，血管扩张充血。48h 后，大多数动物以穿髓点为中心的坏死区向根髓扩散，冠髓区脓肿明显。根髓散在大量中性粒细胞，血管明显扩张充血。成牙本质细胞被急性炎症细胞取代，有时实验动物还会出现牙槽骨脓肿。

三、根尖周病的动物模型

根尖周病是指牙髓炎症未得到及时控制继续扩展至根尖部位，又称为根尖周炎。其动物建模方法与牙髓炎相似。而在临床上，观察研究根尖周病在人体内的动态变化是非常困难的。因此，构建动物模型为我们提供了极大的研究便利。

（一）动物的选择

1. 猴

优点：牙齿形态、数量、根管形态与人类非常相似，是根尖周病多方面研究最合适的动物。缺点：价格高，来源有限，难以广泛应用。

2. 犬

优点：①牙的解剖形态、组织结构和生理特性与人类牙齿相似，犬牙牙髓炎和牙周炎的组织病理学和病因学也与人类相似。②犬牙齿根部较长，牙弓形状与人类相似，也分前后牙。犬牙大，操作方便，成本适中，适于研究根尖周炎的病因，评价临床治疗效果，观察根尖周组织的愈合情况。③犬有很多牙齿可以用于实验，但要注意，不同的牙位效果不同，所以需要随机分组，保证实验组在动物和牙位之间随机分布。

3. 大鼠

优点：①其磨牙的解剖结构和根尖周组织的细胞组成与人类牙齿相似。②口腔环境、口腔菌群、根尖周病的微生物组成、炎症细胞的类型，以及病变的发生发展都与人类接近。③大鼠牙髓暴露不仅可成功诱发根尖周病，而且与临床根尖周病的情况相似，因此，大鼠成为研究牙髓病和根尖周病病理变化的理想实验动物。④大鼠体积小，容易获得，价格较低，颌骨骨密度低，钙化程度低，实验周期短。缺点：①大鼠磨牙根管狭窄，使用困难；②由于大鼠只有第一磨牙可用于实验，所以需要大量的实验动物。

（二）建模方法

1. 开髓开放法

与前面大鼠牙髓炎建模方法类似，但对于根尖周病模型的建立，通常会进行根尖孔破坏的操作，以保证根尖周炎症的形成。可以采用扩孔器多次刺激根尖周组织，并使之直接暴露于口腔环境继而形成根尖周病变。值得注意的是，动物实验周期一般不超过3个月。具体操作如下：杂种犬静脉注射3%硫喷妥钠进行麻醉，用数字牙片机拍摄根尖片，观察犬齿的根尖发育情况。高速手机从选定的犬齿舌窝或𬌗面开髓，取出冠髓。用20号根管锉探查根管，并用拔髓针拔除根髓。将20号根管锉插入至根管全长，拍X线片、测量根管长度。而后根据测量长度进行根尖预备，依次用20～80号根管锉以超出根管全长2mm的长度扩大根管，形成标准化根尖开口，如图1-1所示。优点：牙髓直接暴露在口腔环境中，会被口腔自然存在的细菌所感染，诱导根尖周病的发生。缺点：发展过程比较慢，个体差异很大。

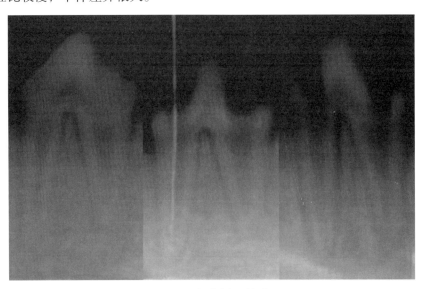

图1-1 根尖周X线片

2. 细菌或内毒素根管植入术

具体操作如下：麻醉实验动物后，先用75%乙醇消毒，再用1%碘酊消毒。在喷水的条件下，用高速涡轮钻从牙齿的舌侧常规开髓。用 15 号根管锉伸入根管至距根尖孔 0~2mm 处，顺时针旋转机械性损伤牙髓，再逆时针缓慢旋转退出，使牙髓留在根管内。然后用 27 号一次性无菌注射器将 0.025ml 相应的处理液（细菌或内毒素）注入根管；并用 K 锉将液体引导至根管的根尖部。最后，在根管口处放置一个小棉球进行压实，用另一个干棉球吸干多余水分，再用酒精棉球清洁洞壁，暂封膏暂封，适当调整咬合。我们在利用细菌根管植入法时，可以选择单一细菌如根管内优势厌氧菌（具核梭杆菌、中间普氏菌、微小消化链球菌等），亦可接种几种细菌混合物。优点：根尖周病的细菌感染主要来自口腔内的常驻菌群，但不排除一些外源性细菌的入侵。通过髓腔内植入特定细菌，感染牙髓或涂布 LPS 溶液建立根尖周病模型具有特殊意义。缺点：难以说明根尖周病是口腔内驻留细菌混合感染所致。而封闭法形成的根尖周病模型，由于没有细菌等毒性产物的作用，也难以反映和观察根尖周病的真实发展过程。

（三）根尖周病动物模型建立成功的标准

1. 术后不同时间根尖周组织的病理表现

（1）术后 3 天：根管口附近的根髓和冠髓坏死，坏死组织与活体组织之间有炎症反应带。大量中性粒细胞聚集，并见少量巨噬细胞及淋巴细胞；血管充血、红细胞外渗；病变区成牙本质细胞紊乱甚至消失，部分结缔组织基质降解；分解的细胞碎片与正常组织共存。根髓有轻度炎症，根尖区可见散在的中性粒细胞。

（2）术后 1 周：冠髓及部分根髓坏死，大量中性粒细胞、巨噬细胞、淋巴细胞等炎症细胞浸润，以中性粒细胞为主；根尖周牙周膜内炎症细胞浸润，成牙本质细胞排列紊乱甚至消失，根管壁形成少量修复性牙本质，根尖周组织呈中度炎症反应，牙槽骨轻度吸收呈虫蚀样，可见少量破骨细胞。

（3）术后 2 周：根髓几乎完全坏死，成牙本质细胞完全消失，根尖周炎症加重，呈急性浸润状；中性粒细胞、巨噬细胞、淋巴细胞多见，伴有牙槽骨、牙骨质吸收，偶有小脓肿形成。根尖破坏的横向和纵向范围随炎症的进展而增加，术后 1~2 周发展速度最快。

（4）术后 3 周：根尖周脓肿形成，脓肿周围炎症细胞浸润，主要是中性粒细胞和淋巴细胞，可见浆细胞和单核细胞，牙槽骨吸收明显，可见较多破骨细胞和 Howship 陷窝，表明此阶段骨吸收活性高。

（5）术后 4 周：根尖周炎症细胞减少，进入慢性炎症阶段。浸润细胞主要为浆细胞和多核巨细胞，有时可见成骨细胞分化。

2. X 线结果

术后 1 周根尖周出现间隙增宽阴影，2 周阴影面积增大，3 周达到高峰。根尖区阴影随着根尖炎症的加重而逐渐扩大，并与时间成正比。

3. Micro-CT 测量和重建结果显示

0 日：大鼠牙周膜间隙均匀，无根尖周骨缺损；0～7 日：出现根尖周骨缺损；7～21 日：骨缺损范围逐渐增大，向各个方向发展达到高峰；21～35 日：骨吸收趋于稳定，进入慢性期，根尖周破坏不再扩大。

第二节 牙周炎动物模型的建立方法

牙周炎会导致牙周组织破坏，造成牙齿松动、移位甚至脱落。牙周炎的发病率很高，会对人们的生活质量造成严重影响。由于人体实验存在明显的伦理道德限制，难以对牙周炎组织学及病理学进行深入研究，因此牙周炎动物模型的建立显得尤为重要，牙周炎动物模型能为疾病的研究提供良好的载体。

牙周炎的常见病因如下。①局部促进因素：牙菌斑为始动因素，其他还包括解剖因素、咬合创伤、食物嵌塞等；②全身因素：遗传因素、激素水平、吸烟、系统疾病等。

因此，我们可以根据不同动物的特点，人为地构建这些致病因素，在动物身上研究牙周炎的病因、发生发展机制及防治措施。

（一）动物的选择

1. 非人灵长类动物

如狨猴、黑猩猩、大猩猩、猕猴、狒狒等。优点：它们的牙周组织结构最接近人类。缺点：价格高，饲养困难，很难获得足够的样本数量。

2. 犬

优点：大小合适，性情温顺；犬类牙周炎的病因与人类一致。缺点：大多数犬无龈沟液，且有自发性牙周炎倾向。犬的牙周炎发展速度快，与年龄呈正相关。

3. 啮齿动物

包括大鼠、小鼠和仓鼠。优点：①其口腔内的致病菌、菌斑形成及其生长发育、繁殖与人类口腔相似；②其磨牙的牙周组织结构及组织病理学特点与人类相似；③成本低，获取及喂养容易。

4. 绵羊

门牙有生理性移动，且牙根很短。牙周炎发生后迅速形成深牙周袋，牙槽骨吸收严重。

5. 兔

口腔中含有许多与人类牙周炎致病菌群相似的菌群。

6. 小型猪

小型猪的牙周组织与人相似，但可发生自发性牙周炎。

（二）建模方法

1. 物理和机械刺激

（1）简单局部结扎法。常用的结扎材料有细线、尼龙线、棉线、正畸钢丝、弹性橡皮筋。具体操作如下：动物麻醉后，用结扎线结扎动物的牙颈部，注意确保结扎线在牙龈以下。鼠类通常选择上颌第二磨牙，紧贴牙颈部于前庭沟处打结，保证丝线位于腭侧牙龈下。猴子可选择上颌第一前磨牙、第一磨牙、下颌侧切牙。为了防止结扎线滑脱，在近中磨牙和远中磨牙做一个浅切迹，用固定结扎线 2-0 结扎，打结或缝合固定。定期观察，若结扎线脱落，再次放置。如果使用弹性橡皮筋进行正畸结扎，应每两周更换一次橡皮筋，以保证橡皮筋的弹性（图 1-2，见彩图 1-2）。优点：该方法因操作简单被广泛应用，小鼠可在短时间内发生牙周炎。缺点：该模型仅建议作短期实验观察。

（2）牙结石植入诱导法。准备牙结石：取一未局部或全身应用抗生素的牙周炎患者的牙结石放入肉汤培养管中，37℃恒温箱中保存 24h 备用。在局部麻醉下，分离动物上下前牙唇侧的牙龈，使其形成深约 1cm 的牙周袋。然后植入备用牙结石，每周一次；也可人工去除牙槽骨形成骨缺损，再植入人体牙结石诱发牙周炎。术后一月余，可发现牙齿局部牙龈肿胀，深牙周袋形成。X 线片示小鼠牙槽骨出现明显的水平型及垂直型骨吸收，病变与人相似，说明牙周炎模型已经建立成功。

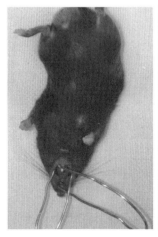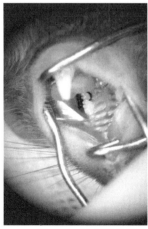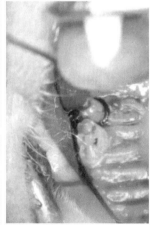

图 1-2　局部结扎法

2. 致病菌接种

牙周炎的动物模型也可以通过简单地在口腔和龈缘接种牙周炎致病菌来建立。首先，使用抗生素抑制大鼠口腔中其他细菌生长。而后选择人牙周炎致病菌，如单独感染牙龈卟啉单胞菌（Pg），感染 4 周后致病菌在口腔中的滞留率为 45%；也可联合感染 Pg 和其他致病菌，这时 Pg 的滞留率为 80%～100%。混合感染引起的牙槽骨吸收比单一感染更严重。具体操作如下：①通过在食物中加入细菌，反复涂抹牙龈或向龈沟内注入冲洗液，每日接种一次，连续 3～7 日，使细菌在局部停留、积聚；②将浸过菌液的棉线结扎于前磨牙或磨牙颈部，每日更换一次；③龈沟内接种细菌加局部剥离法，首先将接种区的牙龈剥离，再将新鲜培养的细菌直接接种到龈沟内，以降低牙周组织的防御力。通常的接种剂量为 10^9 CFU，隔日注射并持续一周；而对某些敏感菌株可适当增加接种量。在末次接种后 2～6 周，实验动物即可出现牙槽骨吸收。优点：建模过程简单，如将野生型放线杆菌接种到食物中，使得放线杆菌在口腔中定植，其过程更接近自然感染过程。缺点：细菌直接注射或局部涂擦建立的模型缺乏疾病的初级阶段，忽略了宿主在疾病发生中的作用。

3. 注射内毒素

内毒素对牙周组织有很强的毒性，易造成牙槽骨吸收。因此，可以利用内毒素的毒理作用构建牙周炎动物模型。将纯浆化的细菌 LPS 悬浮于 1～6μl 的微量体积中，以每周三次的频率注射于大鼠上颌第一磨牙的腭侧牙龈。一般情况下，在注射 7 日后就能发现动物牙槽骨丧失。这项技术灵敏度高，且不同来源的 LPS 对实验结果没有显著影响。具体操作如下：利用微量注射器和细针头（28～33G），以 10μg/μl 内毒素注射量局部注射。将针头插入磨牙近中侧后，针尖移至远中侧，确保注射部位位于第一磨牙和第二磨牙之间的牙龈乳头处。优点：该方法简单、可比性强、具有可重复性。

4. 服用化学药物

化学药物的使用也可诱发口腔组织炎症，如三硝基苯磺酸（TNBS）或葡聚糖硫酸钠（DSS）。具体操作方法：①每两周一次在大鼠饮食中加入 DSS，大鼠会出现全身性系统疾病，同时也导致其牙槽骨吸收；②每周两次口服 TNBS，会导致牙周软硬组织丢失，并随服用时间增加而加重；③将 TNBS 直接注射到牙龈组织中，也会导致严重的牙槽骨吸收。

5. 饲喂高糖黏性食物

高糖黏性食物容易附着在牙齿表面，不利于牙齿的自洁，导致菌斑堆积从而诱发牙周炎症。操作方法：6 周金黄地鼠，以高糖食谱饲养（Keyesdiet 2000：56g 蔗糖、28g

全脂奶粉、6g 全麦粉、4g 酵母粉、1g 肝粉、2g 盐和 4g 新鲜蔬菜），4～6 周后，动物可出现各种牙龈炎症状；3 个月后，可观察到严重的牙周炎症状。

6. 手术方法

常用于大鼠或犬类。具体操作：常规局部麻醉消毒，下颌第二磨牙根面进行开窗手术，造成 1.5mm 深×3mm 宽的牙槽骨缺损符合既定标准。

7. 多种方法联合应用

单独使用某种方法建立牙周炎模型时，一般可控性较差；多种因素联合应用，可更快更好地诱发牙周炎。如牙颈部丝线结扎+接种牙周可疑致病菌+高糖水，可在 2 周内成功诱导大鼠牙周炎的形成。

8. 全身因素联合局部因素

在全身因素影响下，采用局部因素构建的动物模型更易罹患牙周炎。

（1）吸烟。有研究表明，在烟草环境中，使用结扎法构建的大鼠牙周炎模型中牙槽骨吸收更为严重。通常以 1.67mg/kg 尼古丁腹腔注射，每日 1 次，2～3 周后即可构建尼古丁大鼠模型。

（2）糖尿病。与血糖正常的大鼠相比，结扎法诱导的糖尿病大鼠牙槽骨吸收更严重；去除结扎后，正常鼠形成新骨量是糖尿病大鼠的 2.4～2.9 倍。可以通过高糖饮食或采用一次性腹腔注射链脲佐菌素（streptozotocin，STZ）的方法诱导大鼠糖尿病模型。

（3）其他全身因素。可通过注射免疫抑制剂来降低实验动物的免疫力，进而构建更易罹患牙周炎的动物模型。

（三）可根据牙周炎的诊断标准评价牙周炎模型是否成功

1. 组织病理学检测

可观察到牙周袋形成、牙槽骨吸收。

2. X 线表现

牙槽嵴顶消失，牙槽骨板可有不同程度吸收，牙周膜间隙增宽。严重者牙槽嵴部分或全部吸收、破坏、消失。

第三节　颞下颌关节紊乱动物模型的建立方法

颞下颌关节紊乱病（temporomandibular joint disorders，TMD）在人群中发病率一直

居高不下，严重影响了人们的生活质量。由于其发病机制复杂、具体病因不明，加之颞下颌关节（TMJ）解剖结构复杂，且不易获取活体标本，给 TMD 相关科学研究造成了极大困难。因此，建立 TMD 实验动物模型非常必要。

（一）动物的选择

1. 小鼠

优点：①与人颞下颌关节结构相似；②建模管理可行性强，繁殖周期短，产仔多，生长速度快；③成本低；④具有较高的社会伦理认可度。缺点：①与人颞下颌关节体积差异较大；②在选择鼠品系时，要充分考虑到不同种系的鼠生理特征和生活习惯存在差异，对实验因素的影响也存在差异。

2. 兔

优点：①兔颞下颌关节具有与人类相似的侧向和前后向运动；②实验操作空间大，兔的体型适中，相对较大，这有助于进行外科手术和取样等操作；③兔较为常见，容易获取。缺点：①兔的手术和麻醉相对复杂，对实验人员的技术要求较高；②兔的维护和饲养成本相对高；③在模拟某些颞下颌疾病时存在一定的局限性。

（二）建模方法

1. 化学试剂诱导法

（1）弗氏完全佐剂（Freund's complete adjuvant，CFA）诱导。CFA 是一种油包水型乳液，热灭活的结核分枝杆菌悬浮其中，能够有效地诱导抗体生成。一般选取 7 周龄雌性 SD 大鼠为实验对象。分别于第 1 日和第 14 日向大鼠的颞下颌关节上腔注射 CFA。通常在首次注射后的第 1 日，大鼠头围变大，表明关节发生了严重肿胀，颞下颌骨关节炎模型建立完成。

（2）胶原酶、胶原抗体诱导。通过构建胶原酶诱导性颞下颌骨关节炎模型（collagenase-induced osteo-arthritis model，CIOA），在大鼠颞下颌关节腔内注射 II 型胶原酶，一般在术后 21～28 日即可观察到大鼠出现持续性的关节疼痛；通过组织学检测可发现明显的软骨损伤。以上结果可明确表明颞下颌骨关节炎模型成功建立。

（3）血管内皮生长因子（vascular endothelial growth factor，VEGF）诱导。以 10～12 周龄的 SD 大鼠为实验对象。利用 VEGF 进行颞下颌关节上腔注射。一般在注射第 8 周，可观察到髁突软骨层出现空泡性变和变性等病理学改变，表明颞下颌关节退行性病变建模成功。

（4）甲醛溶液诱导。将不同浓度的甲醛溶液注入大鼠 TMJ 区域以创建 TMJ 实验性疼痛模型。用浓度高于1.5%的甲醛溶液诱导45min后，即可导致大鼠产生行为反应（包括头部回缩和口面部摩擦），可模拟人的颞下颌关节痛疾病。

2. 机械刺激诱导法

（1）单侧夹板固定诱导。以新西兰大白兔为实验对象，通过牙科酸蚀剂加光固化树脂将1mm厚的金属夹板固定在一侧上下颌磨牙上6周，即可构建TMD模型。

（2）错𬌗障碍实验模型。以SD大鼠为实验对象，将直径约1mm的弹性橡皮筋插入左上颌第一和第二磨牙之间以及右下颌第一和第二磨牙之间。这样，第一磨牙在橡皮筋的弹力作用下向内侧移动。1周后，将橡皮筋更换为自固化树脂以保持间隙，直到实验结束。初次操作后4周，咬合紊乱程度进一步加重，使用相同的方法向远中推动左上第三磨牙和右下第三磨牙。在手术后的第8周和第12周，可以观察到明显的骨髓性骨质损失伴随髁突软骨降解。随后，软骨细胞的凋亡增加，并发现其与性别有关且随时间进行性发展。此外，还伴随颞下颌骨关节炎样病变。

（3）单侧前牙反𬌗模型。以SD大鼠为实验对象，将一根金属管（长约2.5mm，直径3mm）黏结在大鼠上前牙上，另一金属管（长约4.5mm，宽约3.5mm）黏结在下前牙上，用力弯曲使金属管唇倾135°，使用水门汀固定，构建单侧前牙反𬌗模型，以诱导大鼠颞下颌关节软骨退化。

（4）结扎丝诱导咬合紊乱模型。在第一、二磨牙之间插入直径0.25mm的正畸结扎丝，在上颌第一磨牙上形成结扎丝结，使TMJ承受异常的机械载荷。该模型早期可诱导大鼠产生类骨关节炎（OA）样病变，如纤维软骨层明显减少，钙化软骨层变薄，软骨退化，伴有蛋白多糖的广泛丢失和软骨细胞总数的减少。

3. 手术诱导法

（1）关节盘前移位模型。兔被麻醉后，沿右侧颧弓制备3cm切口，暴露颧骨-颞骨鳞部伤口。之后分离出整个颧骨，在颧弓最上缘钻孔，然后用弹性橡胶带将关节盘前部向前拉并固定在孔上。外科模型制备后，可以观察到软骨细胞凋亡增加，细胞密度下降。关节盘前移位组大鼠在手术后1或2周表现出软骨退化、软骨细胞密度降低和软骨厚度减少。

（2）关节盘切除及穿孔模型。以SD大鼠为研究对象，通过手术方法制造颞下颌关节骨关节炎模型：沿颧弓做一斜形切口，然后暴露颞下颌关节上间隙，从关节盘的后外侧拉出关节盘，并使用直径1.5mm的钻头造成穿孔模型。

此外，转基因技术和基因敲除技术可以帮助研究人员构建更符合实际疾病情况的动物模型，有助于更好地理解和治疗口腔硬组织特定疾病。首先，需要确定与口腔硬组织疾病相关的目标基因。随后，利用分子生物学技术，将选择的目标基因插入适当的表达载体中，可以设计包含 gRNA 和 Cas9 的载体，以确保这些载体能够在动物体内引导目标基因的表达或敲除。接下来，将构建好的转基因载体导入实验动物的胚胎中，可以通过胚胎注射或 CRISPR/Cas9 系统方法来实现。研究人员可利用转基因动物模型或基因敲除动物模型探讨特定口腔硬组织疾病的发病机制，并评估治疗方法的可行性和有效性。

（刘培红　赵　芳）

参 考 文 献

艾容霜，2021. 小鼠牙周炎正畸丝结扎模型的建立及牙周炎进程的微生物多样性研究[C]. 重庆：重庆医科大学.

李松，孙卫斌，宋晓凌，等，2005. 环孢素 A 诱导牙龈增生动物模型的建立及其病理学表现[J]. 牙体牙髓牙周病学杂志，15（1）：27-31.

林正梅，凌均启，凌征宇，等，1999. 实验性牙髓炎疼痛动物模型的建立[J]. 广东牙病防治，7（4）：249-251.

Oz H S, Ebersole J L, 2010. A novel murine model for chronic inflammatory alveolar bone loss[J]. J Periodontal Res，45（1）：94-99.

第二章 实验动物麻醉与标本取材

目前，动物模型仍然是医学研究过程中最常用的手段之一，可用于认识疾病的发生和发展规律、研究防治措施以及验证各种假说及猜想。应用动物模型进行相关实验具有易于获得实验对象的优点，并且不会违背人类伦理道德规范。此外，还可以减少后续临床试验中存在的风险，为疾病提供诊疗指导，并有利于病因及病情进展的研究。但在开展动物实验时，我们也应该充分考虑实验动物的利益。在实验及处死动物的过程中尽量减少实验动物的痛苦，并要符合道德伦理标准和国际惯例。而实验动物的抓取、麻醉、处死及取材的方法是动物实验的基础，也是后续实验成功的前提。因此，如何在操作中尽量减少实验动物的痛苦，同时又能保证待检组织的完整性和新鲜程度，是我们需要熟悉并且掌握的内容。

第一节 取材前准备

一、实验动物的抓取

（一）小鼠

用右手拇指与示指抓住小鼠的尾部，将小鼠提起放在笼子盖上，左手两指抓住小鼠背部的皮肤，同时慢慢向前推动手指控制小鼠头部使其不可转动，如图2-1所示，随后将小鼠腹部朝上，将小鼠尾部拉直并放于左手小指之下，如图2-2所示，注意全程佩戴防咬手套且动作轻柔。

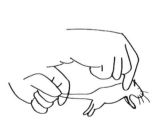
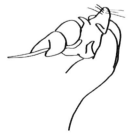

图 2-1　控制小鼠头部　　　　　　图 2-2　拉直小鼠尾部

（二）大鼠

4～5周龄大鼠的抓取方法与小鼠一致；抓取体型较大的大鼠时，将左手示指放在其

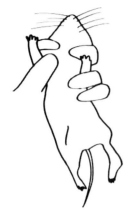

图 2-3 大鼠抓取方法

颈背部，其余四指放在肋部，此时大鼠的左前肢应被食指和中指夹住，再用右手抓住大鼠后肢，如图 2-3 所示，随即进行后续麻醉或灌药等操作。

（三）豚鼠

若是体型较小的豚鼠，只需两手托住其臀部捧起即可；较大豚鼠的抓取方法与大鼠一致。

（四）家兔

一只手放在家兔的头前阻止其跑动，之后轻轻压住其两耳并用另一只手抓住其颈背部的皮肤，如图 2-4 所示，再用另一只手迅速托住家兔臀部，如图 2-5 所示。

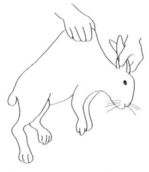

图 2-4 抓住家兔颈背部皮肤

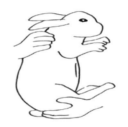

图 2-5 托住家兔臀部

（五）犬

对于未驯服的犬，用特制的长柄铁钩勾住犬颈部的项圈将其固定住；对于已驯服的犬，可以通过安抚手段用双手将其抱住，再由另一人用布网或固定带罩住其口部，如图 2-6 所示，待麻醉药生效后即可去除。

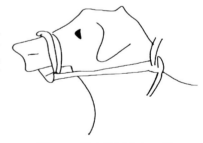

图 2-6 固定带罩住犬口部

（六）猪

对于体重≤15kg 的小猪，通过抱住其胸部即可控制其行动。而对于体重＞15kg 的大猪则需两个人配合操作，一个人捉住其尾巴和一侧后肢，另一人站在猪头部侧后方固定住其双前肢，必要时可将其侧翻在地。

在实验动物的抓取过程中一定要胆大心细，克服对动物的恐惧心理，手法迅速稳健，但动作要温柔缓和，不要让实验动物受到刺激，防止其发生应激反应。如图 2-7 和图 2-8 所示。

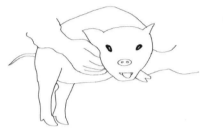

图 2-7　固定住猪双前肢

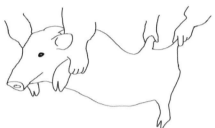

图 2-8　捉住猪尾巴和后肢

二、实验动物的固定

（一）小鼠

准备一个边长约 20cm 的木板，在木板的四个角钉入钉子，在钉子上绑上适宜长度的线绳，线绳的另一头用来绑住小鼠的四肢，如图 2-9 所示。

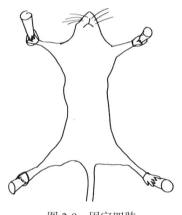

图 2-9　固定四肢

（二）大鼠

与小鼠的固定方法相同。

（三）豚鼠

与小鼠的固定方法相同。

（四）家兔

与小鼠的固定方法类似，但家兔头部需要加嘴环固定。

（五）犬

需要特制的固定架，将犬的头和四肢绑住，再用粗棉绳吊起犬的胸部和下腹部。

（六）猪

呈仰卧位将猪的四肢用棉绳固定在固定架上。

三、实验动物的麻醉

麻醉的基本要求是在保障实验动物安全的同时消除其实验过程中的疼痛与不适，使动物在实验中服从操作，确保实验顺利进行。

（一）常用的麻醉药物

1. 常用的局部麻醉药物

（1）普鲁卡因：毒性小，见效快，用于局部浸润麻醉，用时配成 0.5%～1%溶液。

（2）利多卡因：见效快，组织穿透性好，常将其 1%～2%溶液用于大动物神经干阻滞麻醉，也可用其 0.25%～0.5%溶液进行局部浸润麻醉。

2. 常用的全身麻醉药物

（1）乙醚：乙醚吸入法是一种常用的麻醉方法，适用于多种动物。乙醚麻醉量和致死量相差大，所以有较高的安全性，而且麻醉后恢复较快。然而，乙醚局部刺激作用大，可刺激上呼吸道黏液分泌，通过神经反射还可扰乱呼吸、血压和心脏的活动，并容易引起窒息。

（2）苯巴比妥钠：作用持久，应用方便，在普通麻醉用量情况下对于动物的呼吸、血压和其他功能并无多大影响。

（3）戊巴比妥钠：一次给药的有效时间可延续 3～5h，所以十分适合一般麻醉的需求。给药后，对动物循环和呼吸系统无显著抑制作用。

（4）氨基甲酸乙酯：为较温和的麻醉药，具有较高的安全性，多数实验动物都可使用，但更适合于小动物。一般用于基础麻醉，如全程都用此麻醉，应注意动物保温。

（二）麻醉方法

1. 全身麻醉

麻醉药物经呼吸道吸入或静脉、肌内注射后，会致使中枢神经系统受到抑制，出现神志丧失、疼痛消失、肌肉松弛和反射活动受到抑制等现象，这被称为全身麻醉。其特点为抑制深浅与药物在血液内的浓度有关，当麻醉药物从体内排出或在体内代谢破坏后，动物逐渐清醒，不留后遗症。

（1）吸入麻醉法：常用乙醚、氯仿、异氟烷等。用注射器或吸管抽取一定量的麻醉剂，然后滴入脱脂棉球内，麻醉剂的用量依麻醉剂种类不同而定。将棉球放入干燥器的下层，麻醉动物放入干燥器的上层，由于麻醉剂的挥发性较强，不久后动物便会出现精神异常兴奋，之后由兴奋转为抑制，随后动物的呼吸变慢，四肢肌张力下降，最终倒下。此时，将动物从干燥器内取出，触碰动物口鼻处，若动物无反应，则代表其已被成功麻醉，此时即可取出动物进行实验。注意实验动物吸入麻醉剂的地点要选择在通风的地方，且麻醉剂应妥善保存，抽取后应盖紧麻醉剂的盖子，避免因麻醉剂的强挥发性而浪费，也避免实验人员吸入过多的麻醉剂。如果在实验过程中实验人员出现头晕等不适症状，应立即打开实验室门窗透气。

待实验动物固定好后（固定方法如前所述）即可开始进行实验，但一般按照上述方法所进行的吸入麻醉的麻醉时间较短，仅可维持 1min 左右。如果实验操作时间较长，可以把带有麻醉剂的棉球放入 5ml 针筒内，将针筒的开口端放在实验动物的口鼻处，或是直接将带有麻醉剂的小棉球放在动物的口鼻部，目的是维持动物吸入麻醉的时间，但此种方法无法控制动物吸入麻醉剂的多少，经常会出现实验动物吸入过多麻醉剂以致死亡的情况。因此，如果条件允许，对于操作时间较长的实验，推荐选择小动物麻醉机以维持实验动物的麻醉效果并实时监测其各项生命体征（图 2-10，见彩图 2-10）。

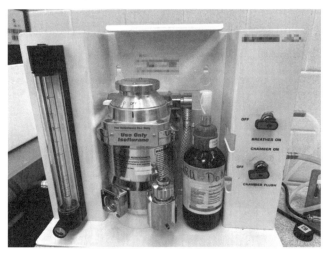

图 2-10　小动物麻醉机

（2）注射麻醉法：常用的麻醉药物有戊巴比妥钠、硫喷妥钠、氨基甲酸乙酯等。大鼠、小鼠和豚鼠通常采用腹腔注射；兔、犬等较大动物则适用于静脉注射。

具体方法：

1）腹腔注射：按上述方法抓取小鼠后，选择其下腹部为进针点，以 45°角缓慢进针，进针深度小于 1cm，进针时可以感受到明显的落空感，回抽无血后即可推注药物。

2）静脉注射：提前确定该种实验动物静脉麻醉的常用静脉，如兔常选择耳缘静脉，犬常选择后肢小腿外侧的小隐静脉或前肢内侧的头静脉。

（3）肌内注射：通过将麻醉药物注入实验动物的肌肉，使其神经受到抑制，达到麻醉的效果。常用的麻醉药物有利多卡因、丁卡因等。

2. 局部麻醉

借助局部麻醉药物阻滞周围神经末梢或神经干、神经节、神经丛的冲动传导，促使局部形成麻醉区域，这种方式称为局部麻醉。该麻醉方法的特点是动物在麻醉过程中始终保持清醒，对重要器官功能干扰轻微，麻醉并发症少，是一种比较安全的麻醉方法，适用于大、中型动物各种短时间内开展的实验。局部麻醉的操作方法有很多，可分为表面麻醉、局部浸润麻醉、区域阻滞麻醉及神经干（丛）阻滞麻醉。

（1）表面麻醉：利用局部麻醉药的组织穿透能力，当其透过黏膜后可阻滞黏膜表面的神经末梢，这一操作就被称为表面麻醉。在口腔及鼻腔黏膜、眼结膜等部位手术时，常把局麻药涂敷、滴入、喷洒于相应部位的表面上，对于尿道部位的手术，还可采用尿道灌注给药，进而达到麻醉效果。

（2）局部浸润麻醉：沿手术切口逐层注射麻醉药，依靠药液的张力弥散，使其浸入组织，从而麻醉感觉神经末梢，这种方法称为局部浸润麻醉。常用麻醉药为普鲁卡因。在行局部浸润麻醉时，先固定好动物，用 0.5%～1%盐酸普鲁卡因皮内注射，使局部皮肤表面呈现一橘皮样隆起，称为皮丘。然后从皮丘处进针，向皮下分层注入麻醉药，在扩大浸润范围时，针尖应从浸润过的部位刺入，直至预期需要麻醉的区域的皮肤均浸润为止。每次注射时，必须先回抽注射器，以免将麻醉药注入血管内引起中毒反应。

（3）区域阻滞麻醉：在手术区四周和深部注射麻醉药物，阻断疼痛信号的向心传导，这种方法为区域阻断麻醉。常用麻醉药为普鲁卡因。

（4）神经干（丛）阻滞麻醉：在神经干（丛）的周围注射麻醉药，阻滞其传导，使其所支配的区域无疼痛，这种方法称为神经干（丛）阻滞麻醉。常用麻醉药为利多卡因。

（三）全身麻醉的注意事项

1. 麻醉药物的用量

除参照一般标准外，还应考虑个体对药物的耐受性，而且体重与所需剂量的关系也并不是绝对成正比。通常衰弱和过瘦的动物，其单位体重所需剂量较小，在使用麻醉药的过程中，要随时检查动物的反应情况，尤其是静脉注射时，绝不可将按体重计算出的用量匆忙进行注射。

2. 采取保温措施

动物在麻醉期间体温容易下降，所以要采取保温措施。

3. 静脉注射需缓慢

静脉注射必须缓慢，同时观察肌肉紧张、角膜反射和对皮肤夹捏的反应，当这些活动明显减弱或消失时，应立即停止注射。

4. 麻醉剂预热

在做慢性实验时，尤其在寒冷的冬季，麻醉剂在注射前应加热至动物体温水平。

四、实验动物的处死

目前实验动物的处死多采用脊椎脱臼法、急性大失血法、过量麻醉处死法、二氧化碳吸入法、空气栓塞法、开放性气胸法等。

（一）脊椎脱臼法

左侧拇指与示指用力向下按住鼠头，同时右手抓住鼠尾并用力后拉，目的是将脊髓与脑髓拉断。

（二）急性大失血法

可通过剪断麻醉后动物的眼眶动脉、股动脉、颈动脉、腹主动脉或剪破实验动物的心脏，导致实验动物急性大量失血，使实验动物立即死亡。

（三）过量麻醉处死法

皮下腹腔注射或静脉注射过量的麻醉药均可致实验动物死亡。

（四）二氧化碳吸入法

将动物放入装有二氧化碳的密闭透明塑料箱中，5min 内即可观察到实验动物的瞳孔放大、呼吸停止。此时停止通入二氧化碳，再观察 2min 以确保实验动物死亡（图 2-11，见彩图 2-11 ）。

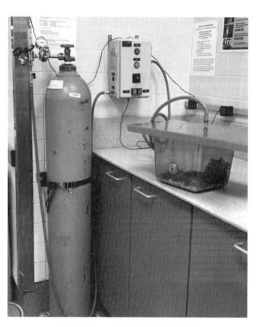

图 2-11　二氧化碳吸入装置

（五）空气栓塞法

向动物静脉内注入一定量的空气，即可发生空气栓塞而致实验动物死亡。

（六）开放性气胸法

首先确定实验动物的胸腔位置及进刀位置，提前将动物麻醉，然后选择锋利的外科手术器械，利用外科手术的方法打开实验动物的胸腔，胸腔开放后因空气的进入可迅速造成气胸，从而达到使实验动物死亡的目的。

第二节　口腔标本取材

一、组织标本采集

相关动物实验完成后，需要取材以进行后续实验，取材前，先按照上文所述的实验动物抓取与处死的方法将实验动物处死，选择锋利的外科手术刀片，去除多余的组织，确定待检组织完整且干净之后再立即用等渗溶液如磷酸盐缓冲液（PBS）或生理盐水将组织上的血液或其他组织液清洗干净。之后，按照后续不同实验要求对样本组织进行处理。

如果后续实验需进行石蜡切片，则需要将刚取下的组织块立即放入固定液即 4%的多聚甲醛（PFA）或者甲醛溶液中浸泡。注意固定液的量为组织块体积的 15～20 倍，之后在室温或 4℃下固定 24～48h。

如果进行冰冻切片，首先应将样本组织上的水分尽量吸干，否则会产生冰晶，再用液氮将组织冻结后放入离心管内（避免组织挤压），之后将组织直接存放于-80℃保存。

如果后续需提取蛋白质或核苷酸，应将水分吸干后的组织样本切碎分装后用液氮冻结，再存放于-80℃保存。

二、龈沟液采集

目前龈沟液的采集主要有 4 种方法，即滤纸条法、吸潮纸尖法、冲洗法和微吸管法。

（一）滤纸条法

滤纸条法是采集龈沟液时最常用的方法。首先，将滤纸手工裁剪成 10mm×2mm 长方形，然后用棉卷隔绝唾液，再用探针去除牙面菌斑及大块牙石，并用气枪吹干牙面。注意要记录滤纸条采集龈沟液前后质量的变化，以帮助确定采集龈沟液的量，采集时的具体操作又分为沟外法和沟内法。

1. 沟外法

即将滤纸条紧贴牙面及龈缘之上，使龈沟液慢慢渗至纸上。此种方法可以避免滤纸条插入时对龈沟上皮的物理性刺激，但获得的龈沟液量较少，并可能被唾液所污染。

2. 沟内法

即将滤纸条前段沿牙面轻轻插入龈沟内至感受到阻力为止，停留约 30s 后再取出滤纸条。沟内法可以避免沟外法的缺点，但是由于滤纸条在伸入龈沟时可能会对龈沟内的上皮组织造成刺激和破坏，甚至可能导致出血，会影响收集得到的龈沟液的纯净性。

（二）吸潮纸尖法

需在无菌条件下剪去 30 号吸潮纸尖 0.5cm 的尖端，具体采集方法与上述滤纸条沟内法相同。

（三）冲洗法

使用微量进样器取约 10ml 的 0.01mol/L Tris·HCl（pH=8.0）冲洗液，缓慢冲洗龈沟，以充满龈沟而不溢出为准；将回吸液注入离心管内，重复以上步骤 2 次，将 3 次回吸后的回吸液放入同一离心管内，密封后放入 −80℃保存待检。

（四）微吸管法

具体方法为：用棉卷隔绝唾液，再用探针去除牙面菌斑及大块牙石，并用气枪吹干牙面，之后将毛细管置于龈沟口处，利用毛细作用将龈沟液吸入管内。该法可收集到大量龈沟液，但缺点是易对牙周袋壁组织产生较大的刺激。因此，微吸管法可能会引起毛细血管通透性增加，导致血清漏出到龈沟中。该方法和上述沟内法类似，但可能会因为操作不当或用力过猛影响后续对龈沟液成分的分析。

三、唾 液 采 集

（一）直接抽取法

可以通过食物的颜色、气味等刺激动物的唾液分泌增加，然后用吸管直接插入动物口腔抽吸唾液或放置聚乙烯管于唾液腺开口处直接采集唾液。此法相对简单，但无法避免口腔内其他杂质的混入。

（二）制造腮腺瘘法

如收集体型较大动物的唾液，可以用外科手术的方法将腮腺导管开口移到体外。这种方法可以收集到较纯净的唾液。

（三）棉球擦拭法

将动物固定后，用止血钳钳住已知质量的干棉球，之后放入动物口腔内，上、下、左、右各擦拭一遍，间隔 5～10min 后再重复以上步骤，然后称取干棉球的质量，合并两次即为该动物 10min 内的唾液量。

四、菌斑采集

实验动物的菌斑采集，多需要在采集前利用软食或丝线结扎诱导动物口腔内的菌斑堆积。

（一）殆面菌斑采集

将实验动物麻醉后，冲洗去除动物口腔内的食物残渣；隔湿后，用无菌棉棒、小挖匙或探针在牙面窝沟点隙处采集牙菌斑。

（二）邻面菌斑采集

将实验动物麻醉后，冲洗去除动物口腔内的食物残渣；隔湿后，用牙线或正畸常用的细钢丝采集邻面菌斑标本。

（三）龈上或龈缘菌斑采集

将实验动物麻醉后，冲洗去除动物口腔内的食物残渣；隔湿后，用无菌探针或无菌匙形器刮取龈缘或龈缘以上的菌斑。

（四）龈下菌斑采集

将实验动物麻醉后，冲洗去除动物口腔内的食物残渣；隔湿待检测牙，首先用尖锐探针分离待检测牙的颊侧牙龈，然后用无菌刮治器伸入龈沟内，利用刮治器刮取牙周袋内的龈下菌斑；或者采用无菌纸尖直接插入龈沟或牙周袋内，停留约10s后取出。

将取到的菌斑制成涂片或涂布在培养基上，以便后续实验。

五、口腔黏膜的采集

将实验动物麻醉后，冲洗去除动物口腔内的食物残渣；常规消毒，取约5mm×5mm的颊黏膜，用PBS冲洗取下来的颊黏膜组织，去除肉眼可见皮下组织。

六、口腔黏膜脱落细胞的采集

将实验动物麻醉后，冲洗去除动物口腔内的食物残渣；用无菌棉签在动物口腔内大幅度擦拭25～30次并不时旋转棉棒，棉棒在口腔内移动的过程中要确保其始终紧贴口腔黏膜壁。在采集口腔黏膜脱落细胞样本后，保存方法如下：

1. 风干保存法

将棉签放在干净的白纸上自然晾干2～3h。此种方法只能保存样本3日，应尽快开始后续实验。

2. 保存液保存

将取出的棉签放入装有细胞保存液的采样管内，拧紧采样管并于-80℃保存，以备后续实验。

第三节　取材前灌流固定的方法

一、实验原理

这种方法多用于体型较大动物在取材前的处理，目的是在动物死亡前，通过快速清除动物体内的血液并替换成固定液，以避免在取材过程中目标组织中蛋白的破坏及细胞的自融。

二、适用范围

可用于常规 HE 染色和免疫组化染色，但不可用于蛋白质印迹法（Western blot）和聚合酶链式反应（PCR），因为经 PFA 固定后的组织，其内部蛋白质等的结构会受到破坏，还会产生多聚体影响后续实验。

以小鼠为例，灌流固定具体步骤见图 2-12，见彩图 2-12。

1. 用品准备

麻醉剂、手术台、剪刀、镊子、血管钳、注射针头（大鼠多用 10～12 号针头，小鼠多用 6～7 号针头）、动物灌注液或 4% PFA、生理盐水。

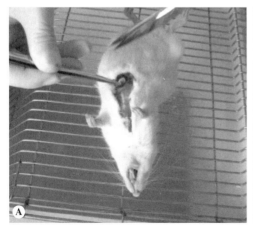
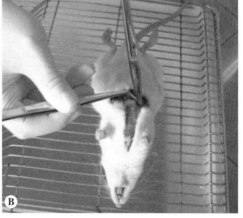

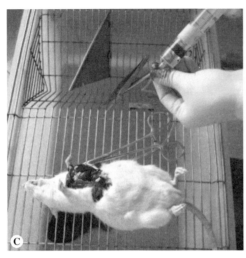
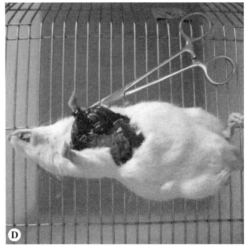

图 2-12　小鼠心脏灌注

A. 切开皮肤，暴露胸腔；B. 分离肋骨，暴露心脏；C. 插入针头，开始灌注；D. 剪开右心耳，促进血液排出。

2. 动物麻醉

在测定实验动物体重后，计算出所需麻醉剂的量，然后将实验动物麻醉。待麻醉剂生效后，再按上文所述固定方法将实验动物固定。

3. 开胸暴露心脏

将实验动物固定并消毒，然后沿胸骨正中切开皮肤和肌肉层，使用剪刀或开胸器切开胸骨，暴露心脏并清除周围组织，确保心脏清晰可见，且方便后续操作。

4. 心脏灌注

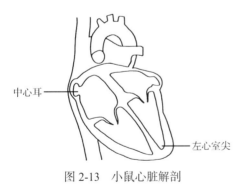

中心耳

左心室尖

图 2-13　小鼠心脏解剖

灌注小鼠从心轴方向进针，刺入心尖 3～4mm，开始灌注后，剪开右心耳，灌入约 40ml 生理盐水清除血液，再灌入约 20ml 动物灌注液或 4% PFA。大鼠则从左心室插入灌注针，剪开右心耳，灌入约 200ml 生理盐水清除血液，再灌入约 250ml 动物灌注液或 4% PFA，速度先快后慢，总时间为 40～50min。小鼠心脏解剖示意图见图 2-13。

5. 灌注成功的标志

灌注完成后，实验鼠后肢绷直，尾部竖起呈一条直线，肺部发白肿胀。

6. 切取组织并固定

切取所需要的组织块，并放在 4% PFA 溶液中固定 6~24h，4℃下保存，直至包埋。

三、注　意　事　项

（1）动作迅速，全程在明亮视野下操作。

（2）在进行心脏灌注前，应提前熟悉动物心脏的基本结构，明确进针位置，尤其是小鼠，由于其心脏体积较小，结构分辨的难度增加，如果不提前熟悉，可能会因对动物生理结构的不熟悉而造成灌注失败。

（3）体循环建立成功后，迅速打开腹腔，以减小腹腔压力。

（4）在灌注的过程中需时刻关注实验动物眼球、爪子及肝脏颜色的变化，因为以上器官的颜色变化是判断实验动物的血液是否已排出的指标。

（5）灌注过程中所用到的灌注液如多聚甲醛，应该在使用前再配制，尽量避免长时间放置，否则会有沉淀析出，影响其浓度，并造成灌注中动脉栓塞；刚配制好的灌注液也建议进行过滤，滤去其中的杂质。

（6）进行实验动物取材前灌注固定，目的是将实验动物体内的血液替换为灌注液，因此需要在实验动物的体内成功建立起体循环。但在实际操作过程中，常会由于进针位置或深度不当，错误地建立起肺循环，因此，我们需要对体循环和肺循环的体征进行鉴别。肺循环时肝脏变白出现的时间较晚，四肢抽搐现象不如体循环明显；若进针太深而刺进左心房，同样也会引起肺水肿。一旦出现以上肺循环指征，应及时调整进针角度。

（7）灌注时一定要选择合适的灌注压。灌注压过高或过低都会对后续实验产生不可逆的影响，灌注压过高可能导致实验动物体内的某些微血管破裂，若后续进行组织学切片染色观察，则会影响其效果并对结果产生误判；而过低的灌注压可能无法将动物体内的血液全部冲净，影响灌注效果。生理盐水的灌注速度一般为 10ml/min 左右，灌注液或多聚甲醛的灌注速度一般为 5ml/min 左右。当实验动物出现明显抽搐时，应适当降低灌注速度。

（8）在灌注过程中，为了防止动物死亡后其体内的各种降解酶发挥作用，最好全程低温操作，比如将实验动物放在冰上操作。

第四节　原位杂交实验标本取材

一、实　验　原　理

原位杂交（*in situ* hybridization，ISH）是一种分子生物学技术，该技术利用标记的已知的 RNA 核酸片段，与待测细胞或组织中相应的核酸片段相结合，形成杂交体，所形成的杂交体经显色反应后可在光学显微镜或电子显微镜下观察，可用于检测其细胞内相应的核酸分子（如 mRNA 和 rRNA 等），有助于后续对其进行定性及定量分析。

二、适 用 范 围

（1）检查组织及细胞中各种 mRNA、DNA 和 RNA 的表达及定位。
（2）检测机体是否存在染色体异常或者某种基因在染色体上的定位。
（3）对遗传病和肿瘤的产前诊断和携带者的确定。

三、取 材 方 法

1. 组织标本

组织取材后需进行固定以防止其中的结构、DNA 或 RNA 的水平发生变化，具体固定方法如上文所述。固定后的组织浸入 25%蔗糖磷酸缓冲溶液中，4℃过夜，次日即可取出放入液氮中，以备后续冰冻切片使用。新鲜组织也可在取材后直接液氮速冻，冰冻切片后再浸入 4%多聚甲醛固定 10～30min，干燥后立即进行实验。

2. 细胞标本

首先用胰蛋白酶处理生长在培养壁上的细胞，制成 $1×10^5$/ml 浓度的细胞悬液，再用 PBS 和蒸馏水漂洗，然后将处理后的细胞标本置于 37℃干燥保存或放入 70%乙醇中 4℃保存。如果细胞是直接生长在载玻片或盖玻片上，则可直接固定长有细胞的载玻片或盖玻片，再按上述方法漂洗、干燥和储存。

四、注 意 事 项

（1）原位杂交实验对组织样本的要求较高，应尽量保证组织的新鲜程度，所以要保证取材的速度，取下的组织应尽快固定或冷冻，否则离体时间过长的组织中各种 RNA 降解酶及蛋白质降解酶将发挥作用，引起其内的 RNA 降解，严重影响原位杂交实验的结果。

（2）在取材过程中，应全程佩戴手套及口罩，所有使用的器械及收集组织的离心管均应经过处理，以去除外源性 RNA 降解酶，从而防止外界的 RNA 酶造成目标组织中的 RNA 丢失。

（3）注意取材全程所用到的所有器械均要经过高温高压消毒，并且之后要用焦碳酸二乙酯（diethyl pyrocarbonate，DEPC）处理过的灭菌蒸馏水再次清洗。

第五节 组织学及组织化学实验标本取材

一、实 验 原 理

组织切片可展示各种组织细胞的不同结构和形态，为细胞分子学研究提供最直观的依据；还可以用于对某种物质进行定性和定位分析，并检测该种物质在组织中的分布状态。此外，还可进一步采用显微分光光度计或图像分析仪测定光镜切片中该物质的反应强度，以获得定量信息。

二、适 用 范 围

利用组织切片的方法可以对机体大部分组织进行染色。这种方法适用于多种类型的组织，如结缔组织、脂类物质、骨组织、神经内分泌颗粒、细胞内颗粒等。

三、取 材 方 法

（一）动物处死

具体方法见上文。

（二）依所需部位进行取材

1. 组织标本

与上述实验取材过程类似，取下的组织应尽快放入固定液中进行固定，防止其中的蛋白水平发生变化及细胞发生自融。

（1）石蜡切片：是组织学研究中常用的制片方法，广泛应用于临床诊断及医学研究，适用于多种后期组织和细胞形态的染色，以及目标蛋白的定性和定量分析。将取下的组织块立即放入固定液（如 4% PFA 溶液）中，注意一定要完全浸泡组织，在低温或常温保存，如果是骨组织则需要在 4% PFA 溶液中浸泡 24～48h 后用脱钙液对组织进行脱钙，后续常规包埋及制片。

（2）冰冻切片：即将取下的组织立即放入低温条件下使其快速冷却，并且有足够的硬度后便可进行切片的方法。多应用于外科手术中进行快速病理诊断，以及某些医学研究；取材后应将样本组织上的水分尽量吸干，再用干冰或液氮将组织冻结后放入离心管内，之后将组织直接存放于-80℃中，进行后续操作。

2. 非组织标本

（1）涂片：将所采集的血液、骨髓、唾液、龈沟液或其他液体样本涂抹于载玻片上直接进行镜检。

（2）压片：将组织裁剪为合适大小后直接进行染色，然后将组织放在载玻片上，再用盖玻片压封后便可进行观察。

（3）铺片：将待观察的组织处理成薄片后直接平铺在载玻片上，之后再进行常规固定、染色等一系列后续操作便可进行镜下观察。

（4）磨片：适用于骨和牙齿等硬组织的镜下观察，取下的组织直接将其磨成大约50μm的薄片，再置于载玻片上进行观察。

（5）活体标本：将待观察标本直接滴在载玻片上即可进行观察。

四、注 意 事 项

（1）手法迅速，尽量保证组织新鲜。

（2）取下的样本应立即用等渗溶液（如 PBS 或生理盐水）进行漂洗，尽量把血液漂洗干净（除非血液也是分析对象），然后用滤纸或纱布吸干。

（3）所取的组织标本大小应适宜，一般厚 2～5mm，面积约 1.5cm×1.5cm×0.5cm。

（4）应用锋利的外科手术刀片进行取材，以免对组织进行挤压，包括后续冲洗及固定过程中均注意不要挤压组织，以防对其中细胞及组织的结构造成破坏。

第六节　聚合酶链式反应实验标本取材

一、实 验 原 理

在体外对特定的 DNA 片段进行扩增进而进行检测的方法。

二、取 材 方 法

（一）组织标本

（1）处死动物后立即用 DEPC 溶液泡过的剪刀剪取所需组织，用生理缓冲溶液冲洗净血液及其他组织液。

（2）在冰上将剪取下来的组织分割成 50～100mg 的组织块，再用无 RNA 酶的锡箔纸包裹组织块，之后迅速将其放在液氮中速冻。

（3）提取 RNA 时，应使用经 DEPC 溶液泡过的剪刀迅速剪碎组织，将剪碎的组织放入液氮中，在液氮中将组织研碎，放入无 RNA 酶匀浆管内，并加入 TRIZOL（一种总 RNA 提取试剂；TRIZOL 内 RNA 酶无活性），然后在冰上彻底匀浆后 4℃下离心，最后去除沉淀物。

（二）血液标本

用淋巴分离液将外周血单个核细胞（PBMC）分离出来后，置于-80℃保存。

（三）细胞标本

收集所培养的贴壁细胞或悬浮细胞，加入 4℃预冷的 PBS 溶液轻摇洗涤，用微量移液器将 PBS 溶液吸除干净后收集细胞沉淀，-80℃保存待检。

（四）唾液及龈沟液标本

取材方法同前文所述，标本 4℃下短期（24h 内）保存，长期保存则需要置于-80℃或更低温度。

三、注　意　事　项

（1）同上述原位杂交实验取材过程中的注意事项。
（2）取材后若组织中没有残留较多血液，可直接将其放入液氮中冻存；若组织残留较多的血液，则须先将血液冲洗干净，以防组织中的 RNA 被内源性 RNA 酶破坏。
（3）避免组织的反复冻融。

第七节　Western blot 实验标本取材

一、实　验　原　理

蛋白质免疫印迹（Western blot）是一种用于检测特异性蛋白质表达水平的方法。首先通过聚丙烯酰胺凝胶电泳将待检测蛋白转移至硝酸纤维素薄膜（NC 膜）上，之后依据抗原抗体反应原理，用待检测蛋白的抗体（一抗）处理 NC 膜，再用一抗的抗体（二抗）处理，二抗通常带有可检测的标记物。这样，带有标记的二抗与一抗结合形成抗体复合物，就可以指示出一抗的位置，即待检测蛋白的位置。

二、取材方法

（一）组织标本

1. 硬组织标本

将取材后的骨组织立即转入装有液氮的研钵中，研磨成粉进行裂解，具体步骤见第八章。

2. 软组织标本

取材后用干净的剪刀尽量将组织剪碎后进行匀浆，具体步骤见第八章。

（二）细胞标本

方法同 PCR 实验。

（三）血液标本

Western blot 检测血液标本，需提前将血液标本常温放置使其自然凝固，然后 3000r/min 离心 15min，取上清，于–80℃下保存待检。

三、注意事项

（1）组织标本取材的注意事项同上述 PCR 实验中组织标本取材的注意事项。

（2）目标组织取下后需进行破碎匀浆和超声处理，目的是彻底剪切细胞中的 DNA。这一步要避免起泡，因为起泡会降低回收率。

（3）获得的蛋白质样本必须均质、可溶并解离成单个多肽亚基。

（4）选择裂解缓冲液时，应考虑到多种因素，如 pH、离子强度、去污剂、变性剂类型和目标蛋白的定位等。放射免疫沉淀分析（RIPA）缓冲液是目前使用最广泛的裂解液。同时，细胞质蛋白建议选用 Tris·HCl 裂解液，而核蛋白则首选 RIPA。

（5）匀浆和超声处理会造成细胞膜破坏，从而释放出目标 DNA 和细胞内的蛋白酶。为了抑制蛋白酶的活性，可以向缓冲液中加入含有蛋白酶抑制剂的混合物，如苯甲基磺酰氟（PMSF）、抑肽酶、亮抑酶肽和胃蛋白酶抑制剂。

（冯婧薇　张　莹）

参 考 文 献

毕穗磊，梁婕，2011. 影响医学实验动物麻醉的几个因素[J]. 中国卫生产业，8（24）：19.

高青，2004. 实验动物病理标本的标准化取材和量化诊断方法[J]. 中国比较医学杂志，14（3）：M004.

郝胜菊，闫有圣，郑雷，等，2011. 口腔脱落细胞结合荧光原位杂交方法诊断 Pallister-Killian 综合征一例[J]. 中华医学遗传学杂志，28（3）：347-349.

胡登锟，杨森，刘志勋，等，1989. 组织学特殊染色技术实践[M]. 西安：陕西师范大学出版社，71-76.

黄宜兵，刘艳，周杰，等，2016. 组织学石蜡切片制作中固定方法改良[J]. 生物学通报，51（1）：47-48.

霍桂桃，屈哲，张頔，等，2019. 实验动物冰冻组织切片制备关键要点的探讨[J]. 药物评价研究，42（7）：1359-1361.

姜龙，张晓燕，姜平，2014. 动物麻醉方法和麻醉药物研究现状[J]. 动物医学进展，35（2）：119-123.

李自良，雷雅燕，2008. 龈沟液收集和贮存方法的研究[J]. 中国民族民间医药，17（1）：46-47.

刘向云，闫晗，杨荣富，等，2007. 常用实验动物比较解剖学介绍及脏器病理取材规范方法探讨[J]. 毒理学杂志，21（4）：292-293.

卢文朋，栗世方，2014. 大鼠脑组织灌注固定方法的改进[J]. 医学研究生学报，27（6）：627-629.

邵红霞，张道涵，2023. 实验动物非麻醉安乐死技术的伦理学探讨[J]. 中国比较医学杂志，33（3）：82-89.

盛超，2010. 虎杖甙对产兔失血性休克后肺损伤保护作用的研究[D]. 广州：南方医科大学.

施新猷，2000. 现代医学实验动物学[M]. 北京：人民军医出版社.

孙祖越，2007. 常用实验动物解剖病理取材图谱[M]. 上海：上海科学技术出版社.

谭劲，李元聪，陈明，等，2007. 槟榔提取物体外诱导人口腔黏膜成纤维细胞增殖模型的建立[J]. 湖南中医药大学学报，27（3）：11-13.

王月，邹耀宇，2010. 实验动物的处死方法[J]. 现代农业科技，（12）：284-286.

赵建文，银欢，张志芬，等，2007. 安乐死箱的技术条件的研究[J]. 实验动物科学，24（3）：54-55.

周华，孟焕新，陈智滨，1997. 龈沟冲洗液的蛋白质含量测定[J]. 现代口腔医学杂志，11（2）：99-101.

左志彬，戚向敏，周文涛，等，2005. 改良组织块法体外原代培养口腔黏膜上皮细胞[J]. 临床口腔医学杂志，21（1）：15-18.

Cartner S C，Barlow S C，Ness T J，2007. Loss of cortical function in mice after decapitation，cervical dislocation，potassium chloride injection，and CO_2 inhalation[J]. Comp Med，57（6）：570-573.

Liapi C，Feskou I，Zarros A，et al.，2008. Equilibrated diet restores the effects of early age choline-deficient feeding on rat brain antioxidant status and enzyme activities：the role of homocysteine，L-phenylalanine and L-alanine[J]. Metab Brain Dis，23（3）：289-301.

第三章　实验动物口腔标本处理

动物口腔标本模型作为教学工具，有助于科研人员更直观地进行科研学习，作为教学材料，可帮助科研人员提高理论基础和实践能力。动物口腔标本模型在科研中主要是为科研人员提供有效的研究方法，为口腔疾病的预防、治疗及预后判断等临床研究提供有价值的信息。

第一节　组织标本固定

（一）软硬组织固定的作用及目的

软硬组织固定是为了防止组织被破坏分解及细胞的溶解，避免一些降解酶对蛋白质的分解作用，使胞内成分，如蛋白质、碳水化合物、脂肪、酶类等得以保存，并保持其原有的结构。

（二）固定原理

选择具有蛋白质凝固作用的试剂，可以避免细胞内物质被分解，并尽可能保持动物口腔标本生活状态时的形态结构及位置。

一般常用的标本固定液有 4% 多聚甲醛、戊二醛、10% 中性甲醛溶液、乙醇、丙酮等。

（三）固定方法

1. 4% 多聚甲醛

常用试剂有多聚甲醛、磷酸盐缓冲盐水动力浓缩液 1×PBS，用蒸馏水准备 1×PBS。在 500ml 1×PBS 中加入 20g 多聚甲醛，在 60℃ 下搅拌直至完全溶解。将溶液储存于 4℃ 中。将组织块固定于 4% 多聚甲醛，组织块的大小与 4% 多聚甲醛溶液体积比例以 1∶7 为宜。多聚甲醛溶液要现用现配。一般使用多聚甲醛时，在 4℃ 下固定时间为 24～48h，固定时间并不是固定的，因组织不同，需要适当延长或缩短。

2. 乙醇

乙醇浓度以 80%～95% 为宜，固定、浸制标本，一般分为一级固定和二级固定，对于比较小且精细的材料，最好用二级（50%、70% 乙醇）或三级（50%、60%、70% 乙醇）

固定，最后再进行保存。95%乙醇脱水性强，易引起组织收缩、变硬，会影响切片质量，因此固定时间不宜过长（保持在 2h 内）。

3. 丙酮

冷丙酮具有较强的穿透性和脱水性，在 4℃下能很好地保存组织中的抗原，多用于培养细胞及细胞涂片的固定。平时丙酮置于 4℃下保存，需要使用时，将细胞涂片用冷丙酮浸泡 5～10min，取出待其自然干燥即可。

4. 戊二醛

取新鲜标本，立即放入戊二醛固定液于 4℃下固定 1～4h，大的标本应适当延长固定时间，送检或于 4℃保存。

5. FAA 液

FAA 液，常见配制比例为 10ml 甲醛、85ml 乙醇、5ml 冰乙酸，适用于固定一般植物茎、叶组织，昆虫和甲壳类动物。一般叶组织在固定液中需固定 12h，木质化组织需固定 1 周，固定材料也可在此固定液中长期保存。固定后的材料于 50%乙醇中冲洗 1～2 次。

（四）注意事项

（1）应力求保持组织新鲜，勿使其干燥，取材后尽快固定。组织标本越新鲜越好，最好是一经离体马上固定。大量研究发现，针对某些酶进行染色时，需要在组织离体后，立即进行固定，间隔时间要保证在 1min 内。

（2）固定液的穿透力和浸透度有限，组织块体积不宜太大，如果是较大或较厚的组织，如不经修整处理就固定，那么在固定液完全浸入组织内部前，内部组织可能已经开始自溶分解。因此，较大的组织块必须先修整成合适大小的标本材料，然后再固定。

（3）组织固定时间一般为半天至一天，时间太短会导致固定不全，最终切片质量不稳定。而固定太久，如使用甲醛固定液，会产生酸，影响核染色。另外，长时间固定会出现甲醛色素，降低抗原活性，尤其在造血器官标本中这一情况格外显著。

（4）固定液的量要合适，一般为被固定标本体积的 5～10 倍。

（5）组织固定结束后应充分水洗，彻底去除固定液，否则易造成人为假象。

第二节　标本脱钙

口腔硬组织常见的病理样本包括颌骨、牙、颞下颌关节等，由于其质地坚硬，直接切片很容易造成组织碎裂、刀刃损坏，因此需要经过脱钙处理，使组织硬度降低后，方可按照常规组织处理方法进行脱水、包埋、切片等处理。

常用的脱钙方法

硬组织脱钙处理时，要保证组织内抗原、相关酶类和其他生化成分等不被降解破坏。因此，脱钙方法的选择也很重要。

（一）丙酮脱钙液脱钙法

1. 实验原理

丙酮可加快分子运动，促进硝酸根离子与钙离子结合，快速析出钙离子，明显缩短脱钙时间，达到迅速固定的效果。硝酸脱钙液脱钙能力强，速度快，是常用的脱钙剂。但硝酸作为脱钙液也有明显的缺点，即不容易控制时间，容易脱钙过度，最终导致细胞核无法正常上色；脱钙过程中还会产生亚硝酸，使组织黄染，会影响后续免疫组化等其他染色实验。为避免这一现象发生，可在硝酸内加入 0.1%尿素。

2. 适用范围

适合致密皮质骨的脱钙。

3. 实验步骤

将骨组织块处理成大小约为 1.5cm×1.5cm×0.5cm 的薄片（若为骨髓则直径为 0.1cm），并快速置入 10%中性甲醛溶液中固定 24h；固定结束后置于 5%硝酸溶液（浓硝酸 5～10ml，蒸馏水加至 100ml）中在 20℃下脱钙；每日更换新鲜的脱钙溶液，一般 2～3 日即可完成脱钙。

酸类脱钙剂最好不要加温，以免破坏组织内的核酸，造成染色不佳。厚度 0.5cm 的骨组织块脱钙 12～24h。脱钙后需要流水冲洗 24h（除酸），再进行常规脱水、透明、浸蜡、包埋、切片。

脱钙的详细步骤：

（1）先将大块骨组织修整为合适大小的标本，快速置入 10%中性甲醛溶液中，固定 24h。

（2）待固定结束后，将标本置入 5%硝酸脱钙液中，脱钙液的用量至少为标本体积的 10 倍。

（3）将脱钙液和组织一同置于 20℃恒温箱内恒温脱钙。脱钙时间：皮质骨需 5～7 日，肋骨、指趾骨需 3～6 日；骨髓穿刺标本脱钙仅需 0.5～1 小时。

（4）脱钙结束，取出组织用流水冲洗24h。

4. 实验结果

骨组织经 5%硝酸脱钙液处理后脱钙充分均匀，切片无皱痕、无明显刀划痕，切片保存完整，不容易脱片，显微镜下见骨组织结构较完整，可见形态完整、清楚的骨板，核质鲜明对比，细胞核呈蓝色，核仁清晰。

5. 注意事项

硝酸溶液属于强酸，适用于致密的皮质骨脱钙。其特点是在短时间内可以脱掉大量的钙，但缺点是这些强酸会导致组织形态的损伤。因此，应用此类脱钙液切记浓度不可过高、时间不宜过长，一定要勤观察脱钙骨的硬度，适时终止脱钙。骨髓等细软的组织不建议使用强酸脱钙液。另外，为克服酸性脱钙液的缺点，可以使用一些具有组织保护作用的附加剂，如用缓冲液配制脱钙液，这样虽然会减慢脱钙速度，但可以保护组织。

（二）螯合剂脱钙法

螯合剂脱钙法是目前最常用的硬组织脱钙方式。乙二胺四乙酸（EDTA）是一种脱钙螯合剂，脱钙性能佳，也是针对硬组织的最理想的脱钙剂，可以螯合硬组织中的钙离子。一般脱钙时间在 2 周至 3 个月，如需快速脱钙，可升温至37℃使用。这种脱钙法对组织结构的影响较小，可以很好地保存组织内的一些特定酶类，进行后续免疫组化染色和原位杂交染色。

1. 实验原理

EDTA 是一种螯合剂，能够结合钙离子，一个 EDTA 分子具有 6 个络合能力很强的配位原子可以与金属离子结合。因此，在一般情况下，钙离子会与 EDTA 发生络合反应，形成配比为 1∶1 的络合物。

2. 适用范围

适用于硬组织脱钙。一般标本先完成固定之后，再进行脱钙处理。

3. 实验步骤

脱钙试剂包括蒸馏水 3000ml，NaOH 溶液 260ml，EDTA 400g，稀盐酸（HCl 1mol/L）。将 260ml NaOH 溶液用 3000ml 蒸馏水稀释。加入 400g EDTA 搅拌至溶解。用 NaOH 将 pH 调至 7.2～7.4。加入更多的水，使最终体积达到 4000ml。注意：若加入的 NaOH 过量，可加入足够的 HCl 使 pH 降至 7.2～7.4。

（1）取骨组织脱钙时，取材不宜过大过厚，一般 5mm 即可。

（2）组织固定结束取出后，用 PBS 充分清洗 3 次，每次 20min。

（3）组织在蒸馏水中清洗 3 次，每次 20min。

（4）清洗结束后将组织浸泡于 EDTA 脱钙液[脱钙液与组织的体积比 1：（20～30）]，一般脱钙时间为 10～30 日或更长。如果想加快脱钙速度，可以置于 37℃中进行脱钙。如果必要，更换新的 EDTA 脱钙液继续脱钙，每周更换一次脱钙液，多数组织脱钙 2 周至 3 个月即可，直至注射器针头可以顺利穿透。亦可采用微波快速脱钙法：微波炉设在 200W 左右的挡位，每次加热 5min，依据组织厚度和密度重复 3～5min，中间间隔 3～5min。

（5）用蒸馏水冲洗数次洗净。

用 10% EDTA 溶液脱钙，可根据表 3-1 所示调整脱钙时间：

表 3-1　不同阶段组织的脱钙时间

不同阶段的组织	EDTA 脱钙液处理时间
新生儿和胚胎组织	24h
出生 4 天的组织	3 日
出生 10 天的组织	4 日
出生 1 个月的组织	7 日
出生 4 个月的下颌骨	10 日换一次 EDTA 脱钙液

4. 实验结果

骨组织经 EDTA 脱钙液脱钙处理 7～10 日，检查骨组织脱钙充分，脱水完全，切片完整。两种脱钙法的实验结果对比如表 3-2 所示。

表 3-2　两种脱钙法的实验结果对比

	硝酸脱钙液脱钙法	EDTA 脱钙法
脱钙速度	较快，但脱钙速度不易控制	较慢，速度容易控制
酶保存	基本不保存	保存
切片质量	较好，在镜下可见细微切片划痕，组织结构保留较完整	一般，沙砾感明显，镜下可见明显的切片划痕，组织内可能出现断痕
HE 染色	组织块可能硬化，颜色会发黄	组织较完整，未见明显钙盐残余，组织不脱落，于低倍显微镜下未见明显皱缩。脱钙骨髓组织形态较完整，染色及染色质均匀、较清晰，细胞核、细胞质层次分明，对比度好

5. 注意事项

（1）厚度 5mm 左右的骨组织块脱钙时间一般为 10～30 日。

（2）适当升温能加快脱钙的速度，但一般不应超过 37～40℃，尤其不可高于 60℃，温度过高容易使骨组织松散解体。脱钙应彻底，避免脱钙不足或过度。脱钙程度应保证尽量缩短脱钙时间，并且以不影响组织切片为宜。脱钙时间过长会引起组织损害。

（3）脱钙用具尽量选用玻璃容器，避免使用金属容器。

（4）骨组织脱钙流程应为固定在前、脱钙在后，或者两者同时进行，不可颠倒顺序，否则会损伤组织。

（5）随时间歇性检查脱钙程度，防止脱钙过度。过度脱钙会损伤组织结构，影响最终的染色。

（6）操作时穿实验服、戴手套操作。

（7）脱钙液配制后有效期为12个月。

第三节　标本包埋

石蜡包埋法

脱钙完成后，要对组织进行脱水、透明、浸蜡及包埋。

在制作石蜡切片前，须确保石蜡充分渗透至组织内部，最终组织包埋于石蜡中。因为水与石蜡不相溶，在浸蜡前必须将组织内的水分脱去。脱水的方法一般是将组织浸入浓度逐级增加的梯度乙醇中来完成。由于乙醇和石蜡不相混合，需要选择一种试剂来置换乙醇，最常用的石蜡溶剂是二甲苯，它可使组织的折光率增高，从而表现出透明状态，所以又称透明处理。最后，用石蜡浸渍组织，完成制备。

（一）脱水

1. 实验原理

用一种脱水剂除去组织内的水分，为透明、浸蜡等步骤做准备。此外，脱水剂有一定的硬化作用，因此脱水剂必须具备能与水在任何比例下混合的性能。常用的既能溶于水又能溶于透明剂的脱水剂有乙醇、丙酮、正丁醇等。

2. 实验步骤

（1）乙醇脱水：乙醇是最常用的脱水剂，可与水以任意比例混合，既能脱水又能硬化组织，但是乙醇对组织的收缩作用很明显，因此要选择从低浓度乙醇开始，逐渐浓度递增，可以避免组织过度收缩。

组织的种类、大小和固定剂种类不同，乙醇浓度也不同，经固定剂固定的细柔软组织，脱水速度要缓慢，可从50%乙醇开始。眼球、胚胎组织等标本则是从70%乙醇开始处理，再经80%、95%乙醇至无水乙醇。但情况特殊时，例如要做糖原的切片或是要做甘氨酸结晶染色的切片时，要固定于无水乙醇中，不能采取水洗和低浓度乙醇的脱水步骤。

一般梯度脱水程序是 70%乙醇、80%乙醇、90%乙醇、95%乙醇至无水乙醇，完成后即可达到要求。如果大量的组织块同时脱水，维持乙醇的浓度就很重要，最好是 95%乙醇，100%乙醇分别两次重复脱水，保证脱水充分。脱水时间应视组织和固定剂种类而定。如脱钙的骨组织，实质性脏器脱水时间宜缩短，而疏松结缔组织、脂肪组织，脱水时间则需适当延长。在实际操作中，各级乙醇脱水的时间可以因组织的大小、种类、数量多少而增加或减少，如需要在乙醇中过夜，最好是浸泡于低浓度乙醇中。

常规脱水实验步骤如下：

70%乙醇→80%乙醇→90%乙醇→95%乙醇→100%乙醇Ⅰ→100%乙醇Ⅱ，完成整个过程需一至数小时。如因特殊情况，组织不能及时进行梯度脱水，可以将组织材料放于70%乙醇中暂时保存。

（2）丙酮脱水：丙酮脱水作用比乙醇强，但可引起组织块的收缩，价格相对较高，一般组织尽量不用；它是一种较好的脱水剂，也可用作固定液。丙酮脱水能力强，可配制成不同浓度使用，一般多用于补充脱水。丙酮既有脱水作用又有透明作用，一般用于小块组织的固定，若脱水则 1~8h 即可。

（3）正丁醇脱水：正丁醇能和水、乙醇相混合，又能溶解石蜡，因此可以替代乙醇和二甲苯进行脱水和透明。平常在稀释时正丁醇均与乙醇按照一定比例配制使用，或将组织置于 90%乙醇脱水后移入正丁醇，正丁醇再脱水后可直接浸入石蜡。用正丁醇脱水，组织块较少出现收缩和硬化等不良结果。

（4）二氧乙环脱水：二氧乙环是一种有毒物质，易挥发（使用场所必须通风），能与水、乙醇、二甲苯混合并能溶解石蜡，是一种既可以脱水，又具有透明效果的液剂。二氧乙环脱水一般从 70%浓度开始，再经过 90%浓度最后至纯二氧乙环，然后浸入石蜡。使用二氧乙环对组织进行脱水时，无收缩和硬化等不良现象，对较硬的组织或易收缩的组织均可使用二氧乙环。

3. 注意事项

为了防止吸收空气中的水分，脱水容器必须封闭。在更换脱水剂时，尽量不移动材料，防止不慎损坏。脱水操作时，在低浓度乙醇中，各步停留时间切勿太长，否则会引起组织块的解散。在高浓度乙醇中，不要停留时间过长，否则组织可能变脆，影响切片质量。脱水必须彻底、干净，否则会影响后续的透明步骤。丙酮脱水作用比乙醇强，但容易使组织过度硬化，所以掌握适当的脱水时间很重要。

（二）透明

1. 实验原理

脱水后，下一步即浸蜡。透明的目的是让石蜡渗透到组织内部，达到支持作用，利于后续的包埋。需选择一种既可以与乙醇又能与石蜡混合的媒剂，在脱水结束后，浸蜡前投入这种媒剂中。媒剂的密度比乙醇大，因此会逐渐取代乙醇，最终组织呈透明状态，这个过程称为透明。实质上出现透明现象的根本原因是折光系数的改变。组织经过媒剂作用后，其折射系数与结构中的组织蛋白折射系数接近，从而呈现透明状态。透明完成后，将组织浸入熔蜡中开始浸蜡。

2. 实验步骤

（1）二甲苯：二甲苯是一种最常用的透明剂，可以与乙醇、丙酮相混合。二甲苯的透明作用很强，可能会使组织硬化，因此，二甲苯作用的时间不宜太长，否则可能影响切片的质量。二甲苯透明的时间一般为20～60min，具体时间长短应根据组织块的大小及种类而定。例如，脑组织和有血块的组织，透明时间应该尽量缩短，而肌肉组织和胃肠组织，透明时间需稍延长，最好先投入乙醇和透明剂的等量混合液中，等待30min后再加入二甲苯，并再更换一次二甲苯，共需要进行两次二甲苯透明处理，透明时间一般在30～180min。由于其特殊的组织结构特点，脂肪组织透明最快，但是因脂肪组织本身的折射系数与透明剂（二甲苯）非常相近，所以还应该在透明剂中多浸泡一会，保证脂肪组织完全被溶解后，才能进行后续操作。

注意：透明时间要根据组织块的大小及种类（如属于囊腔性器官或实质器官）而定。如果透明时间不够长，会导致透明不彻底，石蜡浸入困难；透明时间过长，则组织会硬化、变脆，影响切片质量。为了防止空气中的水分进入，透明剂用过后须立即盖上盖子。每次操作动作要快，一方面是为了避免组织材料干燥，另一方面是为了避免组织材料吸收外面的杂质水分。在透明过程中，若材料周围出现白色雾状现象，说明脱水不充分，应马上返回纯乙醇中重新脱水，然后再重新进行透明处理。二甲苯的毒性较大，且易挥发，故应注意实验安全；废弃的二甲苯不可乱扔，要用专用容器回收处理。

（2）氯仿：氯仿的作用缓和，透明处理时一般不会因时间过长而导致标本硬化。组织在氯仿中不易呈现像二甲苯那样的透明现象，不利于观察。所以，使用氯仿透明时需要更长的时间，才能保证组织被完全渗透。

（3）香柏油：是处理细柔组织的较佳透明剂。组织浸润于香柏油较长时间甚至几个月也不会变硬。例如，皮肤和致密纤维组织使用香柏油透明处理后更容易切片。但是香柏油因浓度较大，导致其对组织的渗透力弱，透明效果较差，故在常规石蜡切片中很少被采用。

（三）浸蜡

1. 实验原理

组织的透明过程结束后，需转移至熔蜡内浸渍，石蜡逐渐浸入组织内部，取代透明剂，这一流程就称为浸蜡。浸蜡的目的是去净组织中残留的透明剂，让石蜡渗入组织内部，便于后续包埋。组织大小不同，浸蜡时间也不同。根据其熔点，浸蜡需要在 56~58℃（高于石蜡熔点）的恒温箱内进行。石蜡的质量和熔点会影响切片质量，因此石蜡的选择尤为重要。选择石蜡时必须满足以下要求：不含水分、尘粒杂质及其他异物，质地均匀，表面颜色呈半透明状最佳。如果石蜡中含有水分，则会呈现出大小不一的白斑，这种现象可通过加热搅拌的方法来解决。一般情况下所有的蜡在使用前，必须用标准滤纸在漏斗内过滤；最好将石蜡在小锅中加热煮沸，然后冷却，反复数次，蜡内的空气即可被清除，然后置于恒温箱中保持熔融状态备用。硬组织所用石蜡应熔点高，硬度大，确保可以支持硬组织结构，也可使切片顺利。一般要求石蜡熔点在 58~60℃。

2. 实验步骤

首先，从二甲苯中取出标本；然后，将其放入 56~58℃恒温箱内的 I 号蜡杯中 120~180min；再将组织块移入 II 号蜡杯（纯蜡）中 120~240min；之后将其移入 III 号蜡杯（纯蜡）中 12h 或稍降温度于蜡箱中等待过夜；最后用熔化的纯蜡进行包埋。

3. 注意事项

浸蜡时应严格按照蜡杯的顺序使用，避免颠倒顺序，以免脱二甲苯不彻底。如遇特殊情况需延长浸蜡时间时，可降低蜡箱温度或关闭蜡箱，需要时再打开。温度越高，时间越长，组织块收缩越严重，会变脆，造成切片制作困难。尽量保持石蜡不凝固的前提下，在较低温度中进行。浸蜡时温度尽量要保持恒定，尽快操作。

在浸蜡过程中，标本大小及厚度会影响浸蜡的时间。较厚的组织需要多次反复浸蜡，确保蜡渗透入组织内部以及将透明剂完全去除。致密组织的浸蜡时间要比软组织长；肌肉和纤维属于含血组织，在浸蜡时质地容易变脆，故浸蜡时间应缩短。对于脂肪、消化道组织等疏松组织，浸蜡时间需延长。透明剂较多时，浸蜡可以分多级进行。第一级用熔点较低的石蜡，第二级、第三级依次换为熔点较高的石蜡。

（四）包埋

1. 石蜡包埋法

石蜡包埋法是制片中一种常用的方法，其操作较简易，可进行连续切片并长期保存。

（1）实验原理：将浸过蜡的组织块取出放进倒满熔蜡的包埋框内，使其迅速冷却，这一步骤即包埋。包埋剂凝固后，组织与蜡融为一体，提高了硬度和韧性，便于切片。

（2）实验步骤

1）用镊子夹取组织放入包埋框中，浸没入熔蜡内，动作要迅速，确定好包埋面，放正，向下向框底轻轻压平，清除气泡。

2）待蜡块彻底硬固后，将包埋框扒去，保证蜡彻底凝固，检查精修，准备开始切片或储藏备用。

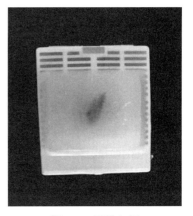

图 3-1　石蜡包埋

注意：蜡块背面要标记好记号，以便长期保存时能够准确识别。切后的蜡块表面要用烫片板烫一下，熔化表面蜡层，封闭材料面，隔绝空气接触，保证组织不会干燥，可以长期保存（图 3-1，见彩图 3-1）。

2. 快速石蜡包埋法

（1）实验原理：快速石蜡包埋可在数十分钟或半小时左右完成，并最终制成切片、做出诊断，该方法主要用于手术中，可决定手术方式和切除范围。制作快速石蜡切片时，切取组织应该较薄较小，从固定、脱水到浸蜡的全过程都要升温，一般是先将所需的各种试剂在超声波快速石蜡脱水仪中预热，恒温下操作，整个过程在 10～15min 即可完成。

（2）实验步骤

1）首先将组织块于 FAA 混合固定液中固定 180～300s。

2）于 95%乙醇中浸泡 60s。

3）于无水乙醇中浸泡 60s。

4）于正丁醇 1/3+丙酮 2/3 的混合液中浸泡 60s。

5）于二甲苯中浸泡 60s。

6）浸蜡 60～120s。

7）预备一硬蜡块，将镊子烫热，用热镊子于蜡块中间烫熔一小部分，再用热镊子从蜡杯内取出与石蜡饱和的组织块，投入中间部分熔蜡中，固定好，摆整齐，等待彻底冷却。

（3）注意事项

1）包埋用石蜡的选择，要考虑温度和组织的硬度，硬的组织最好用硬度较高的石蜡，反之，软组织则应用硬度较低的石蜡。石蜡熔点一般在 60℃左右。

2）包埋用石蜡加温注意控制温度，保持不凝固，温度过高容易使组织硬化变脆，甚至发生形变，影响最后的切片质量，甚至影响最终诊断。另外，需要注意蜡和组织的温度差切勿太大，否则可造成组织与石蜡分离，影响切片质量。

3）用蜡量也要注意，以包埋结束后不剩多余的蜡为宜。

4）注意包埋的方向，并尽量放平，可适度用镊子轻轻加压，同时保证不损伤组织。

5）多个同样的组织包埋于一个包埋框内时，要注意包埋方向一致，便于切片观察。

6）多块组织或碎组织块包埋于一个蜡块内时，要排成直线或方块状，利于切片及镜下观察。

7）石蜡凝固后应立即冷却，这样可提升石蜡的硬度和韧性，但也需注意冷凝不要过快，否则温差过大易使蜡块出现裂纹。

3. 改良甲基丙烯酸甲酯包埋硬组织

甲基丙烯酸甲酯（methyl methacrylate，MMA），又名异丁烯酸甲酯，是一种有机化合物，化学式为 $C_5H_8O_2$，为无色液体，微溶于水，可溶于乙醇等多数有机溶剂。

（1）实验原理：MMA 包埋，又称树脂包埋（塑胶包埋），可以在组织材料不脱钙处理的情况下，连同植入性材料和骨组织一并制成组织切片，可较完整地保留骨组织中的钙盐，以及保留骨组织与医材接触位置的细节，但切片制作困难、费时、成本高，高倍显微镜下的细胞细节较石蜡切片略差。

（2）实验步骤

1）固定：70%乙醇固定样本 2 日。

2）脱水渗透：将每个标本放入 20ml 玻璃瓶中，摇匀。步骤为：20ml 95%乙醇Ⅰ 1 日→20ml 95%乙醇Ⅱ 1 日→20ml 100%乙醇Ⅰ 1 日→20ml 100%乙醇Ⅱ 1 日→20ml 丙酮Ⅰ 1 日→20ml 丙酮Ⅱ 1 日→丙酮 8ml + MMA 4ml（3：1）1 日→丙酮 6ml + MMA 6ml（1：1）1 日→丙酮 4ml + MMA 8ml（1：3）1 日→10ml MMA 1 日→MMA 15ml + 0.3g 聚氯乙烯（BP）1 日。

3）聚合：把玻璃小瓶放到一个塑料容器中，然后盖上盖子→将容器放入 55℃孵化器孵化 45～60min 直至 MMA 2%-BP 混合成黏性→取出容器，然后放在冰上 30min 使其冷却→把塑料容器放入室温中，在容器中加一些水，以消除聚合过程中形成的气泡。完成聚合需要 1～2 日。

用小的油漆刷将涂料溶液涂到组织表面，以保持潮湿，保证切割每一部分都湿润和柔软。切片放置在涂有涂层溶液的预涂层载玻片上，然后覆盖一层预切割的聚乙烯薄膜，使切片平坦。用夹子将载玻片堆叠在一起，然后放入 42～45℃培养箱中进行培养，时间为 3 日。使用时取出胶片。

4）塑化：2-甲氧基乙酸乙酯Ⅰ 120min→2-甲氧基乙酸乙酯Ⅱ 60min→2-甲氧基乙酸乙酯Ⅲ 60min→丙酮 5min→丙酮 5min→去离子水 5min×2。

（3）实验结果。含金属骨组织被包埋剂均匀包埋，包埋剂为透明状，可以直接透过包埋层较清晰地观察到包埋物。

注意：操作人员必须经过专门培训，遵守规程，佩戴面罩等，做好安全防护。禁吸烟，禁火种，实验室配备防爆设施。轻装轻卸，配备足够的消防器材。

要求避光储存，阴凉通风。储存环境温度不超过 30℃。密封包装，隔绝空气。不宜大量久存。远离火种、热源，采用防爆设施、通风设施。存储区应备有泄漏应急处理设备和合适的收容材料。

附录　试剂的配制方法

（一）PBS 的配制

PBS 即磷酸盐缓冲溶液，作为溶剂，其具有盐平衡、缓冲及可调整 pH 的特点。

10×PBS 的配制：

（1）用分析天平称取 $Na_2HPO_4 \cdot 12H_2O$ 35.814g，KH_2PO_4 2.4496g，NaCl 80.0669g，KCl 2.0129g。

（2）将粉末倒入 PBS 配制专用烧杯中，加入 800～900ml 去离子水。

（3）用移液枪吸取 2～3μl 溶液，滴在 pH 试纸上测试酸度，pH 应为 6.8。

（4）将溶液转移到 PBS 专用量筒或容量瓶中加入去离子水定容至 1L，倒回烧杯中充分混合。

（5）高温高压灭菌，室温下保存。

（二）Western blot 实验试剂的配制

（1）30%丙烯酰胺溶液：丙烯酰胺（C_3H_5NO）29g、甲叉双丙烯酰胺 1g 二者混合后倒入烧杯中，再加入去离子水定容至 100ml，调整 pH 低于 7.0，于室温或 4℃棕色瓶中储存。

（2）10%十二烷基磺酸钠溶液：十二烷基磺酸钠 10g、蒸馏水 100ml 混合于烧杯中，一同置于 50℃水浴下加速溶解，室温保存。该溶液长期储存易出现沉淀，取出后水浴升温，待沉淀完全溶解后再使用。

（3）1.5mol/L 三羟甲基氨基甲烷盐酸盐溶液（Tris·HCl，pH=8.8）：三羟甲基氨基甲烷（分子量 121.14）45.43g、超纯水 200ml 混合于烧杯中，充分溶解后，滴加浓 HCl 直至 pH 达到 8.8，加超纯水定容至 250ml，室温下保存。

（4）0.5mol/L Tris·HCl 溶液（pH=6.8）：三羟甲基氨基甲烷（分子量 121.14）15.14g、超纯水 200ml 混合于烧杯中，充分溶解后，滴加浓盐酸直至 pH 达到 6.8，加超纯水定容至 250ml，室温下保存。

（5）10%过硫酸铵溶液：过硫酸铵 0.1g、超纯水 1ml 混合于烧杯中，充分溶解后，避光 4℃下可保存 1 周。

（6）20% Tween-20 溶液：Tween-20 20ml，加蒸馏水至 100ml，混匀后 4℃下保存。

（7）1.74g/L 苯甲磺酰氟溶液：苯甲磺酰氟 0.174g，用 100ml 异丙醇充分溶解后，用几个 1.5ml 离心管分装，储存于–20℃。

（8）RIPA 裂解液：50mmol/L Tris·HCl（pH=7.4），150mmol/L NaCl，1mmol/L PMSF，1mmol/L EDTA，1%Triton X-100，1%脱氧胆酸钠（SDC），0.1%十二烷基硫酸钠（SDS）。

（9）G250 考马斯亮蓝溶液：G250 考马斯亮蓝 0.1g，磷酸（Pi）100ml，95%乙醇 50ml，加蒸馏水定容至 1000ml。配制时，先将考马斯亮蓝和乙醇充分混合，然后加入 Pi 和水，混匀，滤纸过滤后置于4℃保存。

（三）储存液配制

1. 2mol/L Tris·HCl 缓冲液（pH=8.9±0.1，25℃）500ml

称取 121g Tris，加入 350ml 双蒸水充分溶解，用玻璃棒搅拌 60s，然后缓慢加入浓盐酸（11.8mol/L）20ml，搅拌使 Tris 全部溶解，待溶液澄清后，加入双蒸水定容至 500ml，4℃下储存于无色玻璃试剂瓶中。

2. 100g/L SDS 溶液

向干净的 250ml 烧杯中加入 10g SDS（高纯度），再加入 100ml 双蒸水，微波加热以促进其溶解，其间随时检查，并用玻璃棒搅拌以加速溶解。完全溶解后的溶液应清澈透明。将配制好的溶液倒入无色玻璃试剂瓶中，4℃冰箱保存，使用时从冰箱取出，重新微波加热使储存液溶化即可。

3. 75%甘氨酸

将 300ml 分析纯甘氨酸倒入 500ml 量筒中，加双蒸水 100ml，用一次性塑料手套封口，摇晃颠倒，使甘氨酸完全溶解，然后倒入无色玻璃试剂瓶中，4℃保存。

4. 10g/L BPB 溶液

烧杯中加入 0.5g BPB，再加入 50ml 双蒸水，搅拌使其完全溶解，倒入棕色玻璃试剂瓶中，4℃保存。使用时注意吸取上层澄清液，不要吸到沉淀。

（四）电泳工作液配制（要求4℃保存）

1. 丙酮 r-Bis 液 500ml

在 800ml 容量的干净烧杯中，依次称取丙烯酰胺 146g、双丙烯酰胺 4g，缓慢倒入双蒸水约 350ml，用玻璃棒搅拌以促进溶解。注意：双丙烯酰胺粉末易飘浮在空气中，所以称重时需要注意周围空气流速，称取丙烯酰胺时可以将烧杯中的双丙烯酰胺掩盖。玻璃棒搅动幅度不要太大。完全溶解的溶液呈清澈透明。最后，加双蒸水定容至 500ml，4℃冰箱无色玻璃试剂瓶中可保存 10 个月。

2. 4×分离胶缓冲液（500ml）

于 500ml 洁净的量筒中，依次加入 35ml 2mol/L Tris·HCl（pH=8.9±0.1，25℃），

20ml 100g/L 十二烷基磺酸钠溶液，最后加入双蒸水定容至 500ml。储存于 4℃无色玻璃试剂瓶中，至少可保存 12 个月。有时可见储存液浑浊，可能是储存温度过低，取出后微波加热使其澄清即可。

3. 100g/L 过硫酸铵溶液 20ml

称取 2g 过硫酸铵，加入 20ml 双蒸水，溶解后倒入无色塑料试剂瓶中，于 4℃储存，至少可保存 10 个月。

4. TEMED（四甲基乙二胺）成品液 5.5×样品缓冲液 100ml

依次加入 50ml 75%甘油、20ml 100g/L 十二烷基磺酸钠溶液、100ml 10g/L BPB 溶液、5ml 巯基乙醇、5ml 2mol/L Tris 盐酸盐（pH=8.9±0.1，25℃）、9ml 双蒸水。混合后倒入无色玻璃试剂瓶中，4℃可保存 12 个月。

5. 10×电泳缓冲液，1000ml（pH=8.4±0.1）

称取 10g 十二烷基磺酸钠、30g Tris 碱、144g 甘氨酸于 1000ml 烧杯中，加水约 700ml 溶解，微波加热促进溶解，勿使其沸腾，感觉烧杯烫手即可，玻璃棒间歇搅拌促进溶解。用无色玻璃试剂瓶分装，室温下至少可保存半年。

（五）生物化学实验常用缓冲液的配制方法

1. 0.2mol/L 磷酸缓冲液（pH=6.0）1000ml

取十二水合磷酸氢二铵（DAP·12H$_2$O）称重 8.82g，NaH$_2$PO$_4$·2H$_2$O 称重 27.34g。二者混合后用去离子水充分溶解并定容至 1000ml，室温保存。使用时需要稀释 40 倍后再使用。

2. 0.15mol/L 洗脱液（含 0.15mol/L NaCl）10L

取 NaCl 称重 87.66g，用 0.2mol/L 磷酸缓冲液（pH=6.0）溶解 NaCl 并定容至 250ml，用去离子水稀释定容至 10L，室温保存。

3. 0.3mol/L 磷酸缓冲液（pH=7.8）500ml

取 DAP·12H$_2$O 称重 49.150g，NaH$_2$PO$_4$·2H$_2$O 称重 2g，二者混合用去离子水溶解并定容至 500ml，室温保存。需稀释 10 倍后再使用。

4. 0.2mol/L 乙酸缓冲液（pH=4.6）2000ml

取 C$_2$H$_3$NaO$_2$·3H$_2$O 称重 54.44g，加入 23ml 乙酸溶解，用去离子水完全溶解，定

容至2000ml，4℃下保存。

5. 二甲氨基苯甲醛（IND）

取IND称重2g，取95%乙醇190ml、浓盐酸40ml，混合搅拌均匀即可。

6. 20×SSC缓冲液（pH=7.0）1000ml

取NaCl称重175.2g，$Na_3C_6H_5O_7 \cdot 2H_2O$称重88.2g，用800ml去离子水彻底溶解，滴加10mol/L NaOH溶液，将pH调至7.0，加去离子水，定容至1000ml。注意分装后进行高压灭菌。可将20×SSC稀释后得到10×SSC、5×SSC、1×SSC。

7. 缓冲液（pH=8.0）1000ml

取0.15mol/L NaCl称重8.77g，0.15mol/L EDTA-2Na称重37.2g，加入800ml去离子水充分溶解，用NaOH粉末将pH调至8.0，加去离子水定容至1000ml。

8. 1/15mol/L磷酸盐缓冲液（pH=7.6）1000ml

溶液甲（1/15mol/L的KH_2PO_4溶液）：称取KH_2PO_4 9.078g，用去离子水溶解定容至1000ml。溶液乙（1/15mol/L的Na_2HPO_4溶液）：称取$Na_2HPO_4 \cdot 2H_2O$ 11.876g（或$NaH_2PO_4 \cdot 12 H_2O$ 23.894g），用去离子水溶解定容至1000ml。将上述两者按1.4∶8.6比例混合即可。

9. 5×Tris-甘氨酸缓冲液

十二烷基硫酸钠-聚丙烯酰胺（SDS-PAGE）电泳缓冲液组分浓度：0.125mol/L三羟甲基氨基甲烷，1.25mol/L甘氨酸，0.5% SDS，配制量1000ml。取1000ml烧杯，加入三羟甲基氨基甲烷15.1g、甘氨酸94g、SDS 5g，再向烧杯中加入去离子水800ml，充分搅拌溶解，再加去离子水将溶液定容至1000ml，室温下保存。

10. 5×SDS-PAGE（SDS-聚丙烯酰胺凝胶电泳）组分浓度250mmol/L

取下列试剂：1mol/L Tris-盐酸盐1.25ml，十二烷基磺酸钠称重0.5g，BPB称重0.025g，甘氨酸2.5ml，于10ml塑料离心管中混合。加入去离子水完全溶解，定容至5ml。分装（500μl/份）后，室温下保存。注意使用前向每小份中加入25μl 2-甲氧雌二醇（2-ME）。加入2-ME后可在室温下保存1个月。

11. 3%酸性乙醇溶液

浓盐酸3ml，95%乙醇97ml，充分混合。

12. 中性红指示剂

中性红 0.04g，95%乙醇 28ml，蒸馏水 72ml。pH=6.8～8，混合溶解后颜色由红变黄，常用浓度为 0.04%。

13. 淀粉水解试验用碘液（卢戈氏碘液）

碘片 1g，碘化钾 2g，蒸馏水 300ml。先用少量水溶解碘化钾，再将碘片溶解在碘化钾溶液中，待碘完全溶解后，加水定容即可。

14. 溴甲酚紫（BCP）指示剂

BCP 0.04g，NaOH 7.4g，蒸馏水 926ml。常用浓度为 0.04%，pH=5.2～5.6，混合溶解后颜色由黄变紫。

15. 0.04%溴麝香草酚蓝指示剂（pH=6.0～7.6）

溴麝香草酚蓝称重 0.04g，0.01mol/L NaOH 6.4ml，蒸馏水 93.6ml。混合溶解后溶液颜色由黄变蓝。

16. 甲基红试剂

甲基红称重 0.04g，95%乙醇 60ml，蒸馏水 40ml，先将甲基红溶于 95%乙醇中，然后再加入蒸馏水，充分溶解混匀即可。

17. V.P.Y 试剂

5% α-萘酚无水乙醇溶液：α-萘酚 5g，无水乙醇 100ml，混匀。40% KOH 溶液：KOH 40g，用蒸馏水定容至 100ml 即可。

18. 混合标准溶液配制——苯甲酸、山梨酸、糖精钠

储备液（1000mg/L）：分别准确称取苯甲酸钠、山梨酸钾和糖精钠 0.118g、0.134g 和 0.117g（精确到 0.0001g），用去离子水溶解并分别定容至 100ml，于 4℃储存，保存期为 6 个月。苯甲酸、山梨酸和糖精钠混合标准中间溶液（0.2g/L）：分别准确吸取苯甲酸、山梨酸和糖精钠标准液各 0.01L，置于干净的 0.05L 容量瓶中，用水定容后，4℃可保存 90 天。苯甲酸、山梨酸和糖精钠混合标准系列工作溶液：分别准确吸取苯甲酸、山梨酸和糖精钠混合标准中间溶液 0ml、0.05ml、0.25ml、0.50ml、1.00ml、2.50ml、5.00ml 和 10.0ml，每个均用水定容至 0.01L，配制成质量浓度分别为 0mg/L、1.00mg/L、5.00mg/L、10.00mg/L、20.00mg/L、50.00mg/L、100.00mg/L 和 200.00mg/L 的混合标准系列工作溶液。

（六）实验室理化分析中常用的 42 种化学试剂的配制方法及步骤

1. 0.5mol/L NaOH 溶液 2000ml 配制方法

（1）取 NaOH 准确称重 40g。

（2）倒入干净烧杯中，用去离子水完全溶解，定容至 2000ml。

2. 0.5mol/L HCl 溶液 2000ml 配制方法

（1）取 HCl（1mol/L）准确量取 834ml。

（2）用去离子水稀释至 2000ml。

3. 0.5mol/L NaOH 溶液（供回收纤维素时使用）**1000ml 配制方法**

（1）取 NaCl 准确称重 29.3g。

（2）取 NaOH 粉末准确称重 20g。

（3）用去离子水稀释定容至 1000ml。

4. 0.2% 葡萄糖标准溶液 1000ml 配制方法

（1）称取葡萄糖 2.5g，置于干净的称量瓶中，70℃ 干燥 120min。

（2）冷却至室温，再重复干燥，冷却至恒重。

（3）取葡萄糖称重 2g。

（4）用去离子水溶解并定容至 1000ml。

（5）4℃ 保存。

5. 250μg/ml 牛血清白蛋白标准液 2000ml 配制方法

（1）称取标准牛血清白蛋白 0.25g。

（2）用 0.03mol/L 磷酸缓冲液（pH=7.8）溶解并定容至 1000ml。

（3）4℃ 保存。

6. 福林（Folin）试剂甲配制方法

（1）称取 10g NaOH 溶于 0.4L 去离子水中，加入 50g 无水碳酸钠，溶解，待用。

（2）称取 0.5g 酒石酸钾钠溶于 80ml 去离子水中，加入 0.25g 五水硫酸铜，溶解。

（3）将液 1∶液 2∶去离子水按 20∶4∶1 的比例混合即可。

（4）4℃ 下保存，可用 1 周。

7. 福林试剂乙配制方法

（1）在 500ml 的磨口回流装置内加入二水钨酸钠 25.0359g、二水钼酸钠 6.2526g、去离子水 175ml、85%磷酸 12.5ml、浓盐酸 25ml，充分混合。

（2）回流 10h，加入硫酸锂 37.5g，再加去离子水 12.5ml 及数滴溴。

（3）沸腾 15min，驱除过量的溴，冷却后定容至 250ml。

（4）倒入棕色瓶中保存，保存数年仍可使用。

注意：上述制备的福林试剂乙的储备液浓度一般在 2mol/L 左右，几种操作方案都是把福林试剂乙稀释至 1mol/L 浓度作为应用液，使用前将储备液稀释 10 倍，使之浓度为 0.1mol/L 或略高。这种稀释 10 倍后的福林试剂乙就是上文提到的"应用液"。用福林试剂乙去滴定 1mol/L 标准 NaOH 溶液，观察溶液颜色变化，由红变为紫，再变灰，再变墨绿即终点。反之，用 NaOH 去滴定福林试剂乙，注意滴定终点不易掌握，溶液的颜色由浅黄变为浅绿，再变为灰紫色为终点。

8. 3, 5-二硝基水杨酸试剂（3, 5-DNS）试剂配制方法

（1）称取 3, 5-DNS 10g，加入 2mol/L NaOH 溶液 200ml。

（2）待完全溶解后，再称取酒石酸钾钠 300g 加入溶液中。

（3）待完全溶解后，用去离子水稀释定容至 2000ml，放入棕色瓶中保存。

9. 5%蔗糖溶液 1000ml 配制方法

称取蔗糖 50g，用去离子水溶解定容至 1000ml。

10. 0.1mol/L 蔗糖溶液 1000ml 配制方法

称取蔗糖 34.230g，用去离子水溶解并定容至 1000ml。

11. 20%冰乙酸溶液 1200ml 配制方法

量取冰乙酸 300ml，用去离子水稀释并定容至 1200ml。

12. 30%丙烯酰胺 1000ml 配制方法

（1）称取丙烯酰胺 290g、甲叉双丙烯酰胺 10g，置于 1000ml 烧杯中。

（2）向烧杯中加入去离子水约 600ml，搅拌使其充分溶解。

（3）加入去离子水，将溶液定容至 1000ml，将杂质用滤膜滤去。

（4）棕色瓶中 4℃保存。

注意：丙烯酰胺具有很强的神经毒性，可通过皮肤吸收，其作用具有积累性，配制时应戴手套等。聚丙烯酰胺无毒，但也应谨慎操作，因其有可能含有少量的未聚合成分。

13. 40%丙烯酰胺 1000ml 配制方法

（1）称量下列试剂：丙烯酰胺 380g、甲叉丙烯酰胺 20g，置于 1000ml 烧杯中。

（2）取 600ml 去离子水，倒入烧杯中，充分搅拌使其溶解。

（3）再加入去离子水定容至 1000ml，杂质用滤膜滤去。

（4）棕色瓶中 4℃保存。

14. 10%过硫酸铵（APS）10ml 配制方法

（1）称取 APS 1g。

（2）加入去离子水 10ml 后充分搅拌溶解。

（3）储存于 4℃。

注意：10%APS 溶液在 4℃中只能保存 2 周。

15. 考马斯亮蓝 R-250 1000ml 配制方法

（1）取考马斯亮蓝 R-250 称重 1g，置于 1000ml 干净烧杯中。

（2）量取 250ml 异丙醇加入上述烧杯中，搅拌溶解。

（3）加入 100ml 冰乙酸，充分搅匀。

（4）加入 650ml 去离子水，充分搅匀。

（5）用滤纸将颗粒物质过滤出去后，室温保存。

16. 考马斯亮蓝染色脱色液 1000ml 配制方法

（1）用 1000ml 干净的烧杯取乙酸 100ml、乙醇 50ml、水 850ml。

（2）于烧杯中充分混合，搅拌均匀。

17. 凝胶固定液（SDS-PAGE 银氨染色用）1000ml 配制方法

（1）准备 1000ml 烧杯，分别量取甲醇 500ml、乙酸 100ml、水 400ml。

（2）充分混匀后室温保存。

18. 凝胶处理液（聚丙烯酰胺银氨染色用）50%甲醇、10%戊二醛（GA）溶液 1000ml 配制方法

（1）量取下列溶液：甲醇 500ml、GA 100ml、水 400ml，置于 1000ml 烧杯中。

（2）混匀，室温保存。

19. 凝胶染色液（聚丙烯酰胺银氨染色用）100ml 配制方法

（1）准备洁净的 100～200ml 试剂瓶，分别取 20%硝酸银溶液 2ml、浓氨水 1ml、4%

NaOH 溶液 1ml、水 96ml。

（2）将上述溶液充分混合，正常情况下应呈无色透明状。若呈浑浊状，说明氨水浓度过低，需要再补加浓氨水，直至透明。

（3）染色液应现用现配。

20. SDS-PAGE 银氨染色用显影液 1000ml 配制方法

（1）称取柠檬酸 0.05g，甲醛 0.2ml，置于 1000ml 试剂瓶中。

（2）加入 1000ml 去离子水后，充分混匀。

（3）室温保存。

21. 45%乙醇溶液 1000ml 配制方法

量取乙醇 450ml，加入去离子水 550ml，充分混匀。

22. 5%SLS 溶液 100ml 配制方法

取十二烷基硫酸钠（SLS）称重 5g，用 4%乙醇溶液 100ml 进行溶解。

23. 三氯甲烷-异戊醇混合试剂配制方法

取 500ml 三氯甲烷，加入 21ml 异戊醇，充分混匀。

24. 1.6%乙醛溶液 100ml 配制方法

取乙醛 3.4ml，用去离子水定容至 100ml。

25. 二苯胺试剂配制方法

（1）称取二苯胺 0.8g，溶解于 180ml 冰乙酸中。

（2）加入 8ml 高氯酸充分混匀。

（3）临用前加入 1.6%氨水 0.8ml。

注意：配制完成后，试剂应为无色。

26. 15%三氯乙酸溶液 2000ml 配制方法

取三氯乙酸称重 300g，置入烧杯中加入去离子水充分溶解，定容至 2000ml。

27. 1%谷氨酸溶液 500ml 配制方法

（1）取谷氨酸称重 5g，用适量的去离子水充分溶解。

（2）用氢氧化钾溶液中和至中性。

（3）用去离子水定容至 500ml。

28. 1%丙酮酸溶液 500ml 配制方法

（1）称取 5g 丙酮酸，用适量的去离子水充分溶解。
（2）用氢氧化钾溶液中和至中性。
（3）用去离子水定容至 500ml。

29. 0.1%碳酸氢钾溶液 500ml 配制方法

称取 0.5g 碳酸氢钾，用去离子水充分溶解定容至 500ml。

30. 0.05%碘乙酸溶液 250ml 配制方法

称取 0.125g 碘乙酸，用去离子水充分溶解定容至 250ml。

31. 洛氏（Locke）溶液 2000ml 配制方法

（1）取氯化钠称重 18g，氯化钙称重 0.48g，氯化钾称重 0.84g，碳酸氢钠称重 0.3g，葡萄糖称重 2g。
（2）加入去离子水充分溶解，并定容至 2000ml。

32. 0.2mol/L 丁酸溶液 1000ml 配制方法

（1）量取正丁酸试剂 18ml。
（2）用 1mol/L 氢氧化钠中和。
（3）用去离子水定容至 1000ml。

33. 0.1mol/L $Na_2O_3S_2$ 溶液 10L 配制方法

称取硫代硫酸钠 248.17g，用去离子水充分溶解并定容至 10L。

34. 0.1mol/L 碘溶液 1000ml 配制方法

（1）称取碘 127g 和碘化钾 25g。
（2）用去离子水充分溶解并定容至 1000ml。
（3）用 0.1mol/L 硫代硫酸钠标定。

35. 10%NaOH 溶液 2000ml 配制方法

取 NaOH 粉末称重 200g，加入去离子水充分溶解，并定容至 2000ml。

36. 10%HCl 溶液 200ml 配制方法

取出浓盐酸准确量取 49.3ml，加入去离子水，定容至 200ml。

37. 0.1%标准丙氨酸溶液 500ml 配制方法

称取丙氨酸 0.5g，用去离子水充分溶解并定容至 0.5ml。

38. 0.1%标准谷氨酸溶液 500ml 配制方法

称取 0.5g 谷氨酸，用去离子水充分溶解并定容至 500ml。

39. 0.1%水合茚三酮乙醇溶液 1000ml 配制方法

称取 1g 水合茚三酮试剂，溶于 1000ml 无水乙醇中。

40. 苯酚溶液配制方法

（1）将 80ml 去离子水加入大烧杯中，再加入 300g 苯酚，将烧杯置于水浴中，加热、搅拌，促进充分混合至苯酚完全溶解。

（2）取 1000ml 分液漏斗，预先置入 200ml 去离子水，然后将溶液倒入，轻轻振荡混合均匀成乳状液。

（3）静置 7～10h，待乳状液变成两层透明溶液，下层为被水饱和的酚溶液，放出下层的水饱和的酚溶液并储存于棕色瓶中备用。

41. 0.5%淀粉溶液 100ml 配制方法

称取淀粉 0.5g，再加入去离子水，充分搅拌溶解并定容至 100ml。

42. 对羟基联苯试剂配制方法

（1）称取对羟基联苯 1.5g，用 100ml 0.5%NaOH 溶液溶解，配制成浓度为 1.5%的溶液。

（2）若对羟基联苯颜色较深，应用丙酮或无水乙醇重结晶，放置时间较长后，溶液会出现针状结晶，应摇匀后再使用。

（刘　伟　陈家亮）

参 考 文 献

蔡金华，宫丽华，田萌萌，等，2023. 探讨三种不同脱钙方法对骨肿瘤标本染色效果的差异[J]. 诊断病理学杂志，30（5）：499-500，516.

蔡元庆，刘谟震，李忠海，2023. 同种异体骨移植材料在脊柱融合中的应用[J]. 中国组织工程研究，27（16）：2571-2579.

陈利，侯秀云，张国波，等，2022. 丝素蛋白复合脱钙骨基质对幼兔桡骨骨缺损的修复作用[J]. 吉林医学，43（12）：3180-3183.

陈云龙，祖文轩，霍威学，等，2023. 基于盐酸脱钙法的兔神经解剖标本制作方法[J]. 畜牧兽医科技信息，（5）：14-16.

陈振银,杜文江,吕永钢,2021. 具有不同基质刚度的分层脱钙骨支架促进膝关节骨软骨缺损修复[J]. 医用生物力学，36（S1）：22.

冯鹿明，2023. 仿生骨软骨一体化支架的制备及性能研究[D]. 天津：天津理工大学.

郭晓慧，2022. 球帽附着体种植覆盖义齿及脱钙人牙基质材料对牙槽骨萎缩下颌无牙颌患者种植体稳固效果分析[J]. 黑龙江医药科学，45（3）：150-151.

李博宇，王启文，刘英芹，2022. 脱钙前脱脂处理对小鼠足趾组织制片的效果研究[J]. 生物化工，8（6）：47-50.

历凯玥，苏世恒，薛浩伟，2022. 同种异体脱钙骨基质在颌骨囊肿中的应用研究[J]. 安徽医专学报，21（5）：27-30.

刘彦士，2022. 循环应力刺激联合局部低氧诱导促进大鼠股骨延长区新骨再生的研究[D]. 乌鲁木齐：新疆医科大学.

齐妍，李建华，王咏梅，2021. 5%硝酸、10%EDTA用于大鼠尾椎椎间盘组织脱钙处理的效果观察[J]. 继续医学教育，35（11）：165-168.

宋磊，周锐，何磊，等，2022. 复合CTLA4的脱钙骨基质抑制T淋巴细胞免疫能力和增强骨髓间充质干细胞迁移能力的体外作用研究[J]. 局解手术学杂志，31（1）：5-9.

滕孝静，刘伟，王凤，等，2023. 甲酸表面脱钙法在骨髓活检荧光原位杂交制片中的应用[J]，临床和实验医学杂志，22（7）：762-766.

王伟力，2023. 不同脱钙液对骨髓组织免疫组化染色的影响[J]. 现代实用医学，35（2）：250-252，281.

吴玉林，吴俊虎，杨秀山，等，2023. 响应曲面法优化硝酸钙镁溶液脱钙工艺研究[J]. 无机盐工业，55（6）：50-56.

徐阳阳，2022. VCAM-1联合脱钙骨关节支架材料治疗关节软骨缺损的疗效及机制研究[D]. 贵阳：贵州医科大学.

张铁，胡丽，蔡志祥，等，2021. 载脱钙骨基质的3D打印多孔生物陶瓷的制备及其成骨性能研究[J]. 生物骨科材料与临床研究，18（6）：6.

张紫薇，刘振陶，李国新，2023. 钙硅比对水化硅酸钙脱钙过程的影响及机理[J]. 硅酸盐学报，51（11）：2924-2930.

郑永豪，吴娄松，林紫娟，2023. 表面脱钙法在肺腺癌骨转移组织制片中的应用[J]. 中国当代医药，30（1）：76-78，82.

朱灵华，刘庆宏，2023. 三种脱钙液对骨组织表面脱钙效果的比较[J]. 临床与实验病理学杂志，39（1）：117-118.

第四章　组织切片制作

组织切片是一种将生物组织处理成薄片贴于载玻片上用于显微观察的技术。随着显微技术和玻片制作技术的发展，在生物学、医学（如病理学和传染病学）以及农业（如植物病理学）等多个领域，组织切片技术都得到了广泛的运用。

通过多种方法，如石蜡切片、冰冻切片、超薄切片等，可获得不同类型的细胞结构。在这一部分，我们将深入探讨这些切片技术，并给出相关的解释和建议。

第一节　石蜡切片制作

石蜡切片是一种广泛应用于组织学研究的常规制片技术，它不仅可以帮助我们更好地了解正常细胞和组织的结构和功能，还可以应用于病理学、法医学等多个领域，是一种有效检测和评估细胞和组织形态变化的重要手段。

在教学过程中，大部分的切片样本都是通过石蜡切片的方式获取的。活细胞或组织大部分无色透明，组织和细胞内的结构间存在反差，在一般光镜下不能有效区分；新鲜组织细胞离体后很快发生死亡和腐败现象，失去其原有正常结构。因此，想要清晰辨认组织形态结构，必须经过固定、脱水、石蜡包埋、切片及染色等步骤。

在进行石蜡切片之前，必须先进行一系列准备工作，包括采集样本、固定、脱水、透明化处理、浸蜡、包埋并进行切片。这一过程大约需要数天，最终可制备得到一块用于显微观察的永久性玻片标本。

一、取　　材

通过颈椎脱臼法处死实验动物，并提取所必需的组织。一般来说，组织块的尺寸应保持在 5mm×5mm×2mm 和 10mm×10mm×2mm 之间，这有助于固定剂的渗入。

应尽快完成采集，避免因时间推移而导致组织细胞的结构、功能等发生变化。根据所要观察的部位选择取材组织。

二、固　　定

将新鲜组织标本浸入实验溶剂，可最大限度维持组织细胞形态，避免其液化分解，已达到最佳实验效果。固定的主要功能是通过抑制酶活性和防止组织降解，保持组织和细胞的形态结构，从而有助于染色和后续观察。

在许多情况下，使用不同类型的固定剂可以改变细胞内蛋白质、脂质和糖类的性质。为了达到最佳效果，在进行 HE 染色时会使用甲醛，在进行电镜检查时会使用锇酸，而在进行糖原测试时通常使用无水乙醇固定剂。在实验中，建议使用的固定剂的浓度应该是实验样本的 20～30 倍。实验的持续时长应在 1～24h，这取决于实验样本的尺寸、结构的紧凑性和溶剂的渗透率。

固定液包括两种类型。其中，单一固定液是指只含有某种特定化学物质的液体。例如，乙醛、甲醛、乙酸、冰乙酸、锇酸、重铬酸钾等，均属于单一的化学物质，它们均具备特定的化学物质。而混合固定液则是指含有多种化学物质的液体，包括 Bouin 液、Zenker 液、FAA 液、Carnoy 液、SuSa 液，它们具备多种化学物质的特性，并且具有良好的稳定性。

（一）选择固定液的标准

（1）穿透力强，固定均匀，渗透迅速，可使组织细胞结构保持活性状态。
（2）可使组织达到一定硬度，便于制作切片。
（3）不会使组织过度收缩/膨胀而变形。
（4）能迅速凝固组织中的蛋白质、糖类、脂质等不溶性物质。
（5）物美价廉，配制简单方便。

（二）常用固定液

1. 乙醇（酒精）

优点：价格低廉，购买方便，易溶于水。通常，其使用浓度为 70%～80%，随着浓度的增加，组织收缩会变得更加明显，而过低的浓度则会导致不良影响。

由于乙醇具有较低的穿透力，可使固定组织的表面变得坚硬，从而阻碍固定液的渗透，使得固定组织的体积变小。乙醇还可以沉淀白蛋白、球蛋白和核蛋白，而这些沉淀物易溶于水，从而影响细胞核的染色效果。此外，乙醇还可以溶解脂肪、血红蛋白及多种色素，因此在进行脂肪等染色时，必须使用冰冻切片。

2. 甲醛

一种特殊的还原剂，其特点是具有良好的稳定性，可以在室温下长期存放，并且具有较低的毒性和稳定的反应时间。常用于组织化学等染色，用时需现配现用。

通常实验中使用的 10% 或 20% 甲醛溶液是由 37%～40% 的工业甲醛溶液稀释后配制而成（分别按 1∶9 或 2∶8 的比例稀释）。

在常温（25℃）条件下，甲醛固定液通常需要 24～48h 才能完成样品固定。然而，为了加快固定过程，可以将固定液加热至 70～80℃，或者直接将样品置于煮沸的固定液中进行处理，此方法可在约 10min 内完成固定。但需注意，高温固定可能会导致某些组织蛋白变性、细胞形态发生改变或组织结构损伤，因此此方法更适用于对时间要求较高，且对组织形态保存要求较低的实验，例如快速诊断或某些酶学研究。对于需要高质量保存形态和结构的样品，仍建议采用常温固定。酸性甲醛溶液能有效防止甲醛在存储或使用过程中转化为三聚甲醛聚合物，从而保持甲醛的活性。同时，酸性环境对某些染色实验有辅助作用，但需注意避免对细胞造成损伤。此外，通过添加合适的碳酸钙/碳酸镁及大理石等材料，能够起到良好的中和效果。使用酸性甲醛溶液处理后，可以产生一种被称为福尔马林（甲醛溶液）色素的特殊物质，为深棕色细微颗粒，并且很难与任何液体混合，从而降低了染色的准确度。

去除福尔马林色素颗粒的方法：

（1）Sciridde 法：将 25%氨水和 200ml 乙醇混合，将组织切片脱蜡至 70%乙醇阶段时，应尽量将其浸泡 30min 以上，若需要更长时间，可以在水洗后再进行染色。

（2）Verocay 法：1%氢氧化钾水溶液 1ml 和 70%乙醇 100ml 混合，组织切片脱蜡至80%乙醇阶段时，用上述混合液浸泡 10min 左右，再经 70%乙醇和水洗后方可染色。

注意：一般固定液尽量现用现配，或者配好后在阴凉处避光保存，以防产生化学变化，失去固定作用。一些混合固定液中的成分之间易发生氧化还原反应，必须在使用前混合。材料固定结束后，须封闭保存并做好标注（固定液、材料部位、日期等）。

三、洗涤和脱水

为确保最终的染色质量，对于已完成固定的组织，需实施清洁操作，去除残留的固体杂质与结晶物。通常而言，可采用诸如用洁净清水多次浸泡的清洁方式；若组织是经苦味固定液处理的，则宜选用清洁乙醇进行清洁，从而获得最佳染色效果。绝大多数透明剂属于化学物质范畴，其与油脂均难溶于水。在组织完成固化流程后，内部往往会积聚大量水分，这将给后续的透光、涂油及封闭等操作带来诸多不利影响。因为倘若未能彻底清除这些水分，后续使用的化学物质便难以有效渗透至组织内部。

下面是一些常见的脱水剂，如乙醇、丙酮、正丁醇等，它们能够溶解在水中或穿透液体，在诸多应用场景中可有效发挥脱水作用。

（一）乙醇

在 70%～100%乙醇溶液中，将组织逐级脱水处理 1h 到数小时不等，以达到最佳脱水效果。

（二）丙酮

丙酮比乙醇的脱水作用强，但易引起组织收缩，虽然其兼具脱水和透明作用，但价格较高，因此通常不应用于一般组织脱水。采用丙酮固定的材料体积要小，脱水时间为1～8h。

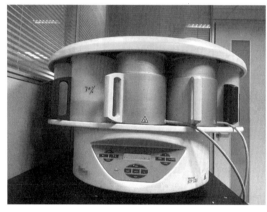

图4-1 脱水机

注意：确保操作者的脱水操作安全。丙酮具有一定的氧化性，可能会导致细胞发生氧化损伤。勿将物质放入没有密封的容器内，因为丙酮可能会吸附大量的水。如果需要使用较新的脱水剂，请确保丙酮容器的密封性。组织的彻底脱水非常重要，如果组织脱水不充分，会导致组织切片的透明度降低，甚至出现浑浊状态（图4-1）。

四、透　　明

由于无水乙醇和石蜡无法完全混合，因此需要引入一种能够与两者完全混合的媒介溶液来代替组织内的乙醇。使用这种媒介溶液浸泡组织，使其变得透明，这一渗透过程就被称为透明。

透明处理的最优时间依据组织块的大小而定，通常在20～60min。此外，还需综合考虑组织体积、是否存在囊腔及是否为实质器官等因素，以确保达到充分的透明。透明度不足会导致石蜡难以完全渗透组织，而过度透明则会使组织变得脆弱，增加切割难度。

常用的透明剂包括二甲苯、氯仿、正丁醇。其中，二甲苯的使用量较大。二甲苯是一种传统的透明剂，无色、透明，具有较高的挥发性和刺激性，长期使用可能对人体和样品造成不良影响，因此在操作中需避免暴露过久。当脱水不彻底时，组织块有些部位会呈白色浑浊状态，此时应退回到无水乙醇缸中重新透明。当透明剂完全变为透明状态后，应尽快将其密封，防止其受到外界潮湿环境的影响。在使用新的替代透明剂之前，应确保所选组织标本能够有效防止样品细胞的脱落，并具有较低的挥发性，以减少蒸发对实验的干扰。

五、浸蜡与包埋

（一）浸蜡

步骤参考第三章。

（二）包埋

包埋技术包括多种类型，其中最常见的有石蜡包埋法、电镜包埋法、火棉胶包埋法、炭蜡包埋法和明胶包埋法。

石蜡包埋法步骤如下：将浸好的组织块的切面平放在包埋盒内，先接一点融化好的石蜡将组织固定在模具内，然后接满石蜡将包埋盒放于模具上，4℃冰箱冷却后取出使用或保存。

注意：包埋时不要产生气泡，以免组织块与石蜡之间产生空隙，将来切片时组织块掉落。在包埋盒的侧边标注好样本编号等字样。在取少量石蜡将组织块固定在模具上时，动作要迅速，在石蜡微凝时，迅速放上包埋盒，然后接满蜡液，以免石蜡与组织分层，影响后续切片（图4-2）。

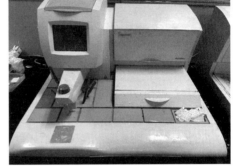

图4-2 石蜡包埋机

（三）蜡的种类

1. 石蜡

具有白色外观，质地疏松，从矿物质中提取而来。根据熔点不同可分为软蜡和硬蜡，前者熔点低于50℃，后者熔点高于50℃，两者可以混合使用。

2. 蜂蜡

又名黄蜡，从动物中提取，色微黄，熔点在54℃左右，润滑、有黏性。

六、切片与展片

（一）所需工具

病理切片刀、切片机、展片锅、烘箱、载玻片、普通刀片、毛笔、镊子等。

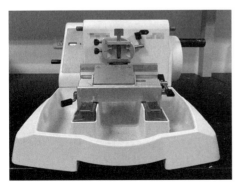

图4-3 轮转式切片机

（二）切片机类型

根据切片机的设计和功能不同，可分为轮转式、滑动式、冰冻式和超薄型等类型。这些类型的切片机均适用于电镜检查，并采用了精密的设计，配备有一个精确的刀具、一个可调节的样本放入容器、一个带有数字显示的可调节的微型机械臂（图4-3）。

（三）切片

首先从蜡块模具中取出样本，采用专业刀片精确削平其表面，然后将之放入标准盘中，使用专业病理学切片刀，确保其正确安放于刀架上。然后调整样本与蜡块之间的间隙至符合规范，最终使样本稳固地安放于刀架之中。此外，还可以使用微动装置，以便根据情况调整切片厚度，一般可以达到 3～7μm。最后，使用右手操作旋转轮，以顺时针的方式切割，直至达最佳状态。

（四）展片与烤片

操作前应提前开启水浴锅，将温度调至 65℃左右，同时准备好 30%乙醇溶液。完成切片后，立即将切片放入 30%乙醇溶液中，用镊子夹住切片，轻轻地把可能粘连在一起的切片分离开。然后，用清洁的载玻片捞起刚刚舒展开的切片，并放入水浴锅中，让它们完全展开。当肉眼看不到任何褶皱时，再拿出清洁的载玻片，把已经展开的切片捞起来，确保切片位于载玻片的 1/2 或 1/3 处，并在另一端做好标记。最后，把载玻片放置在切片架或烤片机上，以便水分蒸发，然后放进烘片机中进行进一步的加工处理（图 4-4）。

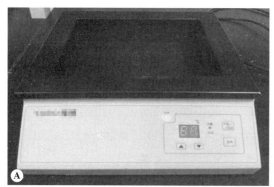 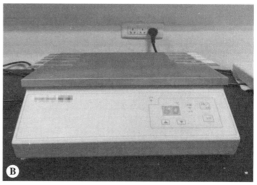

图 4-4　展片与烤片
A. 摊片机；B. 烤片机

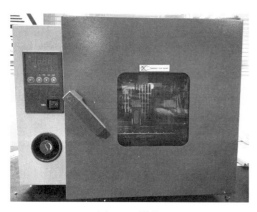

图 4-5　烘箱

（五）烘片

将载玻片放入 37～65℃的恒温烘箱中干燥（图 4-5）。

为了获得最佳的病理切片效果，病理切片刀应该始终保持锋利，以免出现切痕或导致组织破碎，从而影响切片的质量。此外，在展片时，必须控制好水温。如果水温过低，会导致切片表面不平，出现褶皱，从而影响切片的质量；而如果水温过高，则会使切片融化。

七、脱　　蜡

烘干后的切片需脱蜡及水化才能进行后续的染色。首先,将烘箱温度调至 65～70℃,把石蜡切成薄片并把它们摆在切片架上,然后将其放进烘箱里烘烤 30～60h,直到蜡融为一体。接着,把这些切片分别浸渍于脱蜡剂Ⅰ、脱蜡剂Ⅱ中,每种溶液中各浸渍 10min,随后依次浸渍于 100%、95%、90%、80%和 70%不同浓度的乙醇溶剂中,每种浓度下浸渍 5min。最后,将切片浸渍于蒸馏水中 3min,完成水化过程。

八、染　　色

通过染色技术可以使细胞内的各种结构呈现出不同的颜色,从而更加清晰地观察到细胞内部的各种物质和组织结构。染色剂种类有很多,因此在进行染色时,应根据实验需求和研究内容,选择最合适的染色剂和染色方法。

苏木精(hematoxylin)和伊红(eosin,又称曙红)染色已经发展为一种广泛应用于组织学和病理诊断的染色方法,即 HE 染色。苏木精是一种强碱性染料,主要将细胞核内的染色质和细胞质内的核糖体染成紫蓝色;而伊红是一种弱酸性染料,能够将细胞质中的蛋白质和非细胞质的胶质物质染成红色。

通过特定的染料和染色技术,可以根据不同的组织结构进行特殊染色。

九、切片脱水、透明和封片

为了确保经过梯度乙醇脱水处理的组织切片完全脱水,建议在 95%和纯乙醇溶剂环境中,尽量延长处理的时间;若是采用乙醇混合物,就要尽量减少处理的时间,避免出现褪色现象。为了使样本变得更清晰,建议在温室条件下使用二甲苯,并且确保样本完全透明。然后,快速清除样本表面的杂质,滴 1～2 滴中性树胶,同时将清洗干燥的玻片以 45°放置并密闭,这样获得的玻片样本能够被长期储藏。最后,通过显微镜仔细检查。

第二节　冰冻切片制作

冰冻切片技术能够有效缩短制片时间,并且能够在不使用任何化学药品的情况下,更快地完成对脂肪、神经组织及其他多种组织化学成分的分析,从而为临床提供更加准确的病理诊断。冰冻切片技术具有显著的优势,可以有效保持抗原的免疫活性,特别是细胞表面抗原。

冷冻切片是一种传统的制片方法,通过使用恒温冷箱、甲醇循环系统或者采用二氧化碳冷却等手段来实现。但是，随着现代高新技术的发展和生产流程的加快，传统冷冻切片技术的应用逐渐减少。相反，一些新型冷冻切片技术，如恒温冷箱切片法，正日益流行。

一、步　　骤

（一）取材

要取用新鲜组织，防止组织离体后发生自溶等死后变化。

（二）速冻

（1）将组织切面平放于包埋盒或特制小盒内（直径约2cm）。

（2）如果组织块较小，可以使用适量的最佳切割温度化合物（optimum cutting temperature，OCT）包埋剂来浸泡，然后轻轻地把包埋盒放置在有液氮的容器内。

（3）当包埋盒底部接触液氮时，开始发生气化沸腾，此时包埋盒应保持原位，切勿浸入液氮中，经10~20s组织即可迅速冻结成块。

（4）将冻块立即放入恒温切片机中进行冰冻切片，以达到最佳效果。

（5）如需保存，应快速以铝箔或塑料薄膜封包，以防冻好的组织块从包埋盒中掉落或碎裂，并立即放入-80℃冰箱储存备用。

根据不同的组织类型，采用相应冷却程序。例如，对于没有被固定的神经元，需要将其置于-15~-10℃低温环境；而对于固定的神经元，可能需要更低的温度，如-80~-20℃，以确保长期保存。而对于含有较多血液的组织，如肝脏、肾脏等，需要置于-20~-15℃的温度下冷却，以减少血液凝固和细胞损伤。对于有较多脂肪的组织，则需要将其置于-30~-25℃的环境。

（三）固定

（1）在样本表面涂一层OCT封装剂，然后把需要快速冷却的组织摆在表面，并在4℃的冰箱中预热5min，让OCT胶浸透组织。

（2）取下组织放于玻片上，让样本托速冻。

（3）把组织放在样本托里，然后用OCT胶把它们紧紧地包裹起来，最后将其放在快餐盒（聚乙烯材质）里30min。冷冻切片的成功关键在于快速固定，因此，在切片完毕后，应立即将装有组织的玻片浸入固定液中，以确保液体保持新鲜，并且定期更换。

（四）切片

（1）恒温冰冻切片是一项极具优势的技术，能够在极低的温度下，将切片机安装在一个封闭的室内，从而使得切片过程不受外界温度和环境的影响，可以连续切割出5～10μm的薄片（图4-6）。

（2）在切片时，最佳温度是-20～-15℃，这样可以确保组织块保持良好的形态和硬度，避免过度冷却。应该恰当地安装抗卷板，并将其与组织切片紧密黏合，以防止上下移动。

（3）将切片放置在室温下 30min，然后将其移至 4℃丙酮中固定，持续时间为5～10min，最后在烘箱中干燥。20min 后

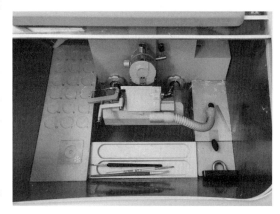

图 4-6 冰冻切片机

PBS 缓冲液对切片进行洗涤，每次洗涤 5min，共洗涤 3 次。

（4）采用 3%过氧化氢将内源性过氧化物酶的活性降至最低水平，从而实现抗原的有效修复。

二、冰冻切片的快速染色法

将冰冻切片放在载玻片上，并立即将其放入恒温室的固定溶剂中，在 1min 内便可将切片上的细胞和其他物质牢牢固定住。采用这种技术固定切片效果较佳，染色质更加清楚，核仁更加突出，而且还能够有效保留抗原。

三、操作过程中的常见问题及处理方法

1. 适当固定

常用的固定液为 4%多聚甲醛（PFA），可在 4℃下固定 1h 或过夜，然后用 PBS 缓冲液洗涤 3 次，每次 10～30min。固定有助于保持组织结构，减少细胞成分的丢失。固定后的组织在进行冰冻切片前需要进行沉糖脱水处理，即在 30%蔗糖中浸制样本，直至组织完全下沉。这一过程旨在减少组织中的水分及切片时冰晶的形成。

2. 减少冰晶的形成

这一步非常重要，因为冰晶可能会破坏组织结构，影响切片质量和后续实验的准确性。以下是一些可用来减少冰晶形成的有效方法：

（1）快速冷冻：使用液氮或干冰等快速冷冻可以迅速降低组织温度，减少冰晶的形成。例如，可以将组织放在充满液氮或干冰的泡沫盒中，通过接触液氮或干冰来实现快

速冷冻。

（2）脱水处理：固定后的组织样本需要进行脱水处理。将组织样本放入20%～30%蔗糖溶液中，让其在4℃下浸泡直至样本沉底，通常时间为1～3天，具体时间取决于组织的密度和大小。这一步可以有效地将组织中的水分替换为蔗糖，减少冰晶的形成。对于含水量丰富的组织，建议采用分步脱水的方式，例如先在10%蔗糖溶液中脱水，逐渐将蔗糖溶液浓度增至20%，最后至30%。

（3）使用防冻液：在处理组织时，可以使用防冻液（如30%蔗糖溶液）来减少组织中的水分，从而减少冰晶的形成。

（4）控制冷冻速度：适当的冷冻速度可以确保组织均匀冷冻，避免冰晶的形成。过快或过慢的冷冻速度都可能导致冰晶的形成。使用冷冻切片机时，可以设置适当的温度（通常在–30～–20℃）来控制冷冻速度。

（5）避免组织水分过多：在进行冷冻切片之前，应确保组织表面的水分被充分吸干，以减少冷冻过程中冰晶的形成。

（6）使用OCT包埋剂：OCT包埋剂可以帮助组织在冷冻过程中保持稳定，减少冰晶的形成。在组织包埋前，确保OCT包埋剂完全覆盖组织。

（7）温度控制：确保切片刀和防卷板的温度适当，以避免组织样本表面过快融化或冻结不均匀，这两者都可能导致冰晶的形成。

（8）切片操作技巧：在切片过程中，控制切片速度和角度，确保刀片与组织的接触时间足够长，以保证组织充分冻结，减少冰晶的形成。

（9）使用冷冻切片机：冷冻切片机可以提供更稳定和均匀的冷冻环境，有助于减少冰晶的形成。在操作前，应提前开启冷冻切片机，设置好适当的温度，并确保设备已经达到设定温度。

3. 保持切片的完整性

完整的切片对于确保实验结果的准确性至关重要，而切片破碎和缺损的常见原因可能包括：

（1）组织固定不完全。

（2）由于温度调节不当，机器部件过度冷却而变得僵硬；同时，由于冷却效果欠佳，组织无法兼具适度的硬化性能与韧性，进而导致切片粘连、易碎。

（3）组织中可能存在皮肤、包膜，其中也可能存在过大或过多的冰晶。

（4）由于切片刀的钝化或污垢，容易产生刮痕，导致切片缺乏完整性。

（5）如果操作技巧不达标，如切片速度不够快，可能会导致切片质量不尽如人意。

如果发现有任何不良情况，应立即采取相应措施。例如，确保组织牢固地固定住，尽量避免冰晶的形成，保持切片刀的清洁和锐利，调节冷冻温度，并根据不同的组织设置不同的冷冻温度。如果发现组织中有不必要的皮肤或包膜，应尽可能去除，并使用适当的切片技术，最好使皮肤或包膜的平面与刀面垂直。另外，在切割过程中，速度应保持平稳。

为避免切片卷缩应采取相应措施，确保切片不会进入防卷板和刀台之间，以及在掀起防卷板时，避免切片被卷曲。此外，还应该注意避免切片刀钝、粘有组织碎屑、防卷板位置不当、防卷板表面污染、静电和气流作用及高温等情况的发生。可采取以下对策：

（1）确保防卷板与切片接触处经过精心磨平，表面光滑、无任何瑕疵或刮痕，边缘处也应保持与切片刀边缘平行。

（2）为了防止静电，请戴口罩，并确保呼出的空气不会吹向防卷板。

（3）切片时间过长时，应注意间隔时间，盖上冷冻室盖，降低防卷板温度。

（4）由于难以有效控制开放式冰冻切片机的温度，且其切面直接暴露于外界环境时（特别是夏季），很可能会出现切片卷曲现象。因此，建议使用冻刀配合冷却架的方案。

四、贴片中的常见问题及处理方法

当玻片温度过低时，就会出现无法将切片粘合的情况，但是如果玻片和切片之间存在一定的温差，就可以使切片牢牢地附着在玻片上，因此，通常需要将玻片放置在室温下。在贴片过程中，由于固定不足或其他原因，切片很容易破裂。为了避免这种情况，在漂片时应保持动作轻柔、稳定和准确。为了确保贴片的质量，可选择一把硬度适中且尺寸合适的刷子，并将其插入膜下的水中，轻轻地拿起切片。

五、封片过程中的常见问题及处理方法

在封片时，可通过挤压盖玻片以去除气泡；若是封片剂过多，将导致整个镜下的切片看起来模糊、污浊，从而影响对细胞结构的观察。为了避免上述情况的发生，建议在拍摄前，用滤纸轻轻擦拭盖玻片表面，以去除多余的封片剂。然后再用棉签蘸取少量二甲苯擦拭盖玻片表面，进一步清除残留的封片剂。

六、冰冻切片的优缺点

冰冻切片是一种在低温条件下使组织快速冷却至一定硬度，然后进行切片的方法，它在病理诊断和生物医学研究中有着广泛的应用。以下是冰冻切片的一些优缺点：

1. 优点

（1）保存抗原和酶活性：冰冻切片能够较好地保存多种抗原的免疫活性，尤其是细胞表面抗原和酶类，这对于免疫组化和免疫荧光实验尤为重要。

（2）快速制片：与传统的石蜡切片相比，冰冻切片的制作过程较短，可以快速获得切片，适用于需要快速诊断的情况。

（3）保存脂肪和类脂成分：冰冻切片能很好地保存脂肪和类脂等成分，这对于研究含有大量脂肪的组织（如脂肪瘤）特别有用。

（4）不需要复杂的前处理：与石蜡切片相比，冰冻切片不需要经过脱水、透明和浸蜡等步骤，简化了制片流程。

2. 缺点

（1）易碎易烂：冰冻切片的组织结构较难获取，组织易碎易烂，可能导致切片的完整性受损。

（2）冰晶形成：在冰冻过程中，组织中的水分易形成冰晶，可能影响抗原定位和细胞结构的观察。

（3）切片厚度不均：冰冻切片的切片厚度可能不均匀，会影响后续的染色和观察。

（4）短期低温保存：与石蜡切片相比，冰冻切片通常需要在低温下保存，这限制了其长期保存的可能性。

（5）结构清晰度较差：冰冻切片的组织结构清晰度不如石蜡切片，可能影响其病理诊断的准确性。

在实际操作中，为了克服冰冻切片的缺点，可以采取一些措施，如使用适当的固定液、控制冷冻速度、使用 OCT 包埋剂等，以提高切片的质量和实验结果的准确性。同时，质量控制也是制作高质量冰冻切片的重要环节之一，包括对样本取材、速冻、组织固定和切片等步骤的严格控制。

第三节 超薄切片制作

由于电子显微镜的电子束穿透能力有限，因此，为了更好地观察样本，我们需要使用超薄切片，即将样本切割成厚度小于 0.1μm 的薄片，以便更准确地获取样本信息。一般来说，50～70nm 的超薄切片厚度是最理想的。

在透射电镜样本的制片方法中，超薄切片技术是最基本、最常用的制片技术。超薄切片的制作过程和石蜡切片基本相似，需要经过取材分割、固定、脱水、渗透和包埋、超薄切片、染色等步骤。

一、取 材 分 割

（一）取材分割的基本要求

为确保组织的完整性，必须及时且恰当地进行处理。若未及时采取措施，将导致组织细胞的自我消耗、污染及微生物侵害。因此，应采取积极措施以最大限度地维护和改善细胞的完整性。

为了更快获得结果，应快速将样本移至 2.5% 戊二醛溶剂中，时间不超过 1min。应尽量减小组织块体积，通常不应超过 0.5mm×0.5mm×0.5mm。也可以对组织进行改造，1mm×1mm×2mm 的尺寸可以有效地阻止固定剂的渗透，如果组织块尺寸过大，就无法达到理想的稳定性。为了减少机械损伤，医疗工具必须保持锋利，并且在使用时手法应轻柔，以防止组织块受到牵拉、划伤或挤压。为了保证酶活性，最佳的操作环境应该是在低温（0~4℃）下，这样可以避免细胞自溶。此外，取材部位要准确。

（二）取材方法

将取出的组织放在一张柔软的、具有弹性的纸片上，滴上一滴预先冷却的凝固剂，使用"拉锯式"刀片切开组织，细心地削减大小，然后用镊子将组织块移至装有凝固剂的容器里。如果组织表面有大量血液或液体，可以用凝固剂多次冲洗，然后再切成小块进行凝固。

二、固　　定

（一）固定的目的

通过保持细胞内的组成和结构完整性，我们可以最大限度地保留其中生物分子的活性，并将它们稳定地固定在原来的位置。

（二）固定的方法

主要有两大类：物理法和化学法。通过物理技术，如冷冻和干燥，可以保持组织细胞的形态和结构；而化学技术则是通过使用特定的化学试剂，将组织或细胞的形态和结构固定在一起。

（三）常用固定剂

1. 四氧化锇

四氧化锇（OsO_4）氧化性极强，它可与蛋白质和脂质中的特定结构发生特异性反应，从而将蛋白质和脂质有效地交联固定在一起，并且不仅限于脂质，亦能将磷脂蛋白稳固地黏附于蛋白质上，以此保持蛋白质结构的完整性。四氧化锇可用于改善 DNA、RNA、糖原等物质的稳定性，而且在实验中表现出良好的电子显微镜显示效果。四氧化锇的固定时间通常在 1~2h，可以达到良好的稳定性。

2. 戊二醛

戊二醛（$C_5H_8O_2$）具备出色的稳定性，可以牢固黏附于多种物质上，包括糖原、糖蛋白、微管、内质网及细胞基质，其渗透性甚至超过四氧化锇。此外，戊二醛可以在短期内（几周甚至一两个月）维持一部分酶的活性，而不致破坏组织。其显著缺陷在于无法储存脂质，也无法进行电泳，因此难以清晰展示细胞膜。

采取戊二醛-锇酸双重固定方式对组织进行处理。将组织分为两部分：一部分在磷酸缓冲液的作用下进行处理，另一部分则在 pH 为 2.5 的环境下进行处理。其中，在前一部分，需要在戊二醛中持续浸泡 2h，而剩余部分需要在锇酸中持续浸泡 1~2h。在将组织稳定之前，首先用缓冲液清洗 20min，然后再实施脱水。

三、脱　　水

为了确保包埋介质能够有效地渗透到组织内部，必须首先对组织进行脱水，以便将其转化成一种可以与水和包埋剂混合的液体。常用的脱水剂是乙醇和丙酮。

脱水是一个重要的过程，它可以促进细胞收缩。为了避免不利情况，建议按照以下梯度进行脱水：30%乙醇 15min、50%乙醇 15min、70%乙醇 15min、85%乙醇 15min、95%乙醇 15min。100%乙醇处理 15min，虽然可以有效缩短脱水时间，但是如果脱水过度，将会导致样本变得极其脆弱，从而影响切片的质量。

四、渗透和包埋

（一）渗透

通过使用渗透剂，可将脱水剂替换为单体液体，以增强其向组织的渗透能力。同时，添加适量的催化剂，经过加热处理，包埋剂能够发生聚合反应，最终形成固体，从而实现超薄切片的制备。

目前，环氧树脂已被广泛视为一种理想的包埋材料，其分子结构中既包含环氧基团又包含羟基。此外，它还具备一种独特的化学稳定性，能够在受到外界刺激后，保持稳定。硬化剂是一种能够促进物质间结合的化学物质，通过发生交联反应，将自身与树脂链相连接。十二烷基丁二酸酐是一种实验中广泛使用的硬化剂，具有良好的稳定性和耐腐蚀性。十二烷基琥珀酸酐、甲基内次甲基邻苯二甲酸酐分别属于烷基丁二酸酐、甲基内甲基邻苯二酸酐类，马来酸酐属于六亚甲基酸酐类。

通过加入胺类，可以将二甲氨基甲基苯酚（DMP-30）、二乙基苯胺、乙二胺等多种胺化合物的末端环氧基团紧密结合，构建出具有良好结构的长链聚合物。在此过程中，胺类物质所发挥的促进性反应机制能够显著提高反应的效率。通过使用邻苯二甲酸二丁酯（dibutyl phthalate，DBP）等特殊增塑剂，可以明显改善预埋件的切削性能，从而赋予其更好的弹性和耐磨损性。

（二）包埋

将组织块放入多孔橡胶包埋模板中，经过45℃（12h）和60℃的烘箱加热，使其聚合硬化，从而形成完整的包埋块。

注意：为了保证安全，所有试剂均必须保持干燥，最好存储在干燥机中。使用的工具也必须保持干燥。混合包埋剂时，应将每种试剂均搅拌均匀。埋置过程中，操作应轻柔，避免产生气泡。尽量避免皮肤接触包埋剂，以防发生皮炎。装有包埋剂的容器应及时用丙酮清洗。

五、超薄切片

（一）修块

通常手工修剪包埋块，使用特殊的切削工具，如混合锉和尖锐的刀片。将包埋物放置于光线充足的区域，使其充分暴露。然后，使用切削工具，以45°角度进行修整，使其变为一个圆柱状。

（二）半薄切片定位

通过使用半薄切片机，可以在1~10μm范围内精确制作出高质量的厚切片和半薄切片。使用镊子和吸管将这些高质量的材料放置在清洁的表面，然后经过烘烤处理，使其保持均匀的状态。最终，可基于甲苯胺蓝染色对其进行检测。

半薄切片使用光学显微镜观察的目的：①利用光学显微镜进行精确定位，确定需要检测的区域，并保留可供电子显微镜检测的部分，其余部分则需进行修复；②借助光学显微镜和电子显微镜，可以清晰地观察同一组织的不同部位。在完成半薄段定位之后，应当对包埋块进行精细修整，其中最常见的是将其顶部修剪成金字塔形，并且其顶部表面应呈梯形或长方形，每边的长度为0.2~0.3mm。

（三）制刀

两种常见的超薄切片工具分别是玻璃刀和金刚石刀，它们都能够提供高质量的切割效果。由于低廉的价格，玻璃刀受到广大消费者的青睐。制作玻璃刀所使用的材料是厚度为 5～6.5mm 的坚固玻璃。

制作玻璃刀需要使用专门的制刀设备，并在刀口周围制作一个水槽，以便使超薄的薄片漂浮在水面上。这种水槽分为塑料水槽和橡胶水槽两种，前者可以重复使用，而后者则采用临时胶带或特殊塑料条来制作。在安装水槽后，应用融化的石蜡密封接口，以防止渗漏。

（四）载网和支持膜

1. 载网

在电镜实验中，可以采用各种材料制成的网络，包括铜网、不锈钢网和镍网。其中，最常见的是铜网，其外观通常为圆形，直径约 3mm，网孔的形状各异，可以是圆形、正方形或是单个孔。网孔的数量也各不相同，有 100 目、200 目及不同尺寸的 300 目产品等。

2. 支持膜的制备

在选择和清洗载体网之后，为了确保其质量，需要在其表面覆盖一层薄膜（Formvar膜），其厚度一般为 10～20nm，这层膜应具有透明性、无结构性，以及能够承受电子束的冲击力。目前，常见的支撑膜有胶膜和聚乙烯醇膜。

（五）超薄切片机

1. 超薄切片机分类

按照其推动力的不同，超薄切片机可以划分为两大类：

（1）通过微型螺旋和杠杆机构，机械推进式切片机能够实现精确推进。

（2）通过调节金属棒的温度和压力，可以快速、精确地制作出高质量的薄膜。

2. 超薄切片步骤

（1）安装包埋块。

（2）安装玻璃刀。

（3）调节刀与组织块的距离。

（4）预切片。

（5）换切片刀重新调节：调节刀与组织块的距离。

（6）调节水槽液面高度与灯光位置。

（7）调节切片厚度及切片速度。

（8）将切片捞在有支持膜的载网上。

3. 超薄切片厚度的判断

如表 4-1 所示。

表 4-1 超薄切片厚度的判断

干涉色	厚度	干涉色	厚度
暗灰色	<40nm	金色	70～90nm
灰色	40～50nm	紫色	90～150nm
银色	50～70nm		

六、染　色

未经染色的超薄切片对比度较弱。染色处理主要是通过重金属离子的选择性吸附来增强样本的对比度，使得电子显微镜下的结构更清晰可见。常用的染色剂如铀和铅，可通过与细胞内特定分子结合，增强样本对电子的散射能力，从而提升图像的细节对比度。常见的染色剂有乙酸铀和柠檬酸铅。两种常见的染色方法如下：

1. 组织块染色

当组织块被脱去 70%的水分后，应立即浸泡于由 70%乙醇调节的饱和乙酸铀溶液中，并保持染色状态至少 2h，最好是把组织块存储在 4℃冰箱内。

2. 切片染色

首先，准备一个干净的容器，倒入适量的石蜡，形成一个蜡板。然后，滴入醋酸铀染色剂或者柠檬酸铅染色剂，并使其均匀分布。随后，用镊子固定好容器的一面，使其面朝下，让染液漂浮在容器的表面。最后，再次覆盖容器，等待 10～20min。在将组织从污渍中移除之前，应立即使用纯净的蒸气进行彻底冲刷。

注意：在进行染色操作时，铅会与过氧化氢发生反应，产生有害的化学物质，如硫化氢等，对样本造成严重的污损。因此，应当采取有效措施来避免这些化学物质的挥发，并且避免长期暴露于过氧化氢环境中。

第四节　硬组织切片制作

骨骼、牙齿及其他钙化组织所含的钙主要以磷酸钙和碳酸钙等形式存在，在制作切片前必须对其进行脱钙处理。脱钙要彻底，否则遗留的钙盐会损伤刀片，进而影响切片的完整性。软骨组织属于结缔组织范畴，其中透明软骨虽然含有少量无机盐，但在切片制作过程中无须做脱钙处理。

骨骼脱钙方法主要有酸性溶液法、螯合剂法、缓冲脱钙液法和离子交换树脂法。

一、脱 钙 方 法

根据不同的应用场景，所选择的脱钙方法也有所不同。常规病理制片中，骨脱钙技术对于确保病理诊断的准确性至关重要，它要求切片快速、及时，还要保证制片质量。因此，需要采用一种脱钙迅速又能够最大程度地降低对组织损害的脱钙剂。在科研制片中，为了保证科研的科学性和客观性，对脱钙方法的要求较高，同时，在科研实验中还需要妥善保存硬组织中的一些重要成分，如抗原、抗体、酶类及其他生物化学成分等。因此，选择合适的脱钙方法非常重要。在科学研究和切片制作时，常用的脱钙方法包括使用螯合剂（如乙二胺四乙酸）和缓冲脱钙液。

（一）酸性溶液法

酸性溶液法是常规骨骼脱钙中使用最广泛的一种方法，通常采用稀释的盐酸、甲酸或硝酸溶液。在实验中，将组织样本放入适量的酸性溶液中，酸性溶液通过溶解骨组织中的钙盐来实现脱钙。此过程中的酸度较高，能够迅速将钙离子从骨骼中去除。通常使用10%的盐酸溶液或其他适合的酸性溶液进行脱钙。在脱钙过程中，需要定期检查脱钙程度，确保组织的脱钙速度符合实验要求。脱钙完成后，应迅速将样本取出并用大量生理盐水或缓冲液进行冲洗，以去除残余酸性溶液。此法的优点是脱钙速度较快，适合需要迅速获取组织切片的情况，但由于其酸性较强，可能对组织结构造成一定的损伤，因此不适合用于保存组织中的酶类和抗原。

（二）螯合剂法

乙二胺四乙酸（EDTA）脱钙剂是硬组织科研中较为理想的脱钙剂，对组织损害小，最大的优点是它可以保存骨组织中的酶，因此可以用于骨组织的酶组织化学、免疫组织化学和PCR原位杂交等。

EDTA脱钙液配制：EDTA 10g、磷酸盐缓冲溶液（PBS 0.01mol/L）100ml、氢氧化钠（当量溶液）适量。EDTA加入PBS（pH 7.2）溶液中，加入氢氧化钠促溶，再用1mol/L盐酸调至pH 7.2。

（三）缓冲脱钙液法

由于钙离子在pH 4.5的缓冲液中可缓慢溶解，所以这种方法可起到脱钙的作用，同时对组织无明显损害，并且对染色的影响也较小，如无时间限制，可采用此法，其脱钙效果较为理想。

缓冲脱钙液配制：7%柠檬酸5ml、7.54%柠檬酸铵95ml、1%硫酸锌0.2ml、三氯甲烷数滴。

（四）离子交换树脂法

离子交换树脂法利用树脂交换溶液中的钙离子，从而加速脱钙过程。实验时，将组织样本放入含有离子交换树脂的脱钙液中，树脂通过交换液中的钙离子来溶解骨组织中的钙盐。此过程相对较为温和，对组织的破坏较小，能够较好地保持样本的细胞结构。通常使用的离子交换树脂是能够与钙离子发生交换反应的树脂，在实验过程中，可以通过调整树脂的量和液体的pH来控制脱钙速度。脱钙完成后，组织需要从树脂中取出并用缓冲液彻底洗涤，以去除残留的树脂和其他可能影响染色的物质。此法的优点是脱钙较为温和，对组织损伤较小，适用于需要保留酶活性或抗原的科研实验，但脱钙速度较慢，通常需要较长的时间。

二、脱钙"终点"的判定及处理

在骨组织脱钙过程中，若组织内仍残留钙质，而脱钙液中已产生了大量游离钙，将影响脱钙的继续进行，使组织中的钙质难以溶解于脱钙液内，导致脱钙过程受阻，需及时更换脱钙液。若完成脱钙的硬组织仍然置于脱钙液中，将对组织造成破坏。因此，在脱钙过程中应及时掌握脱钙情况，确定脱钙是否完成。常用的判定脱钙"终点"的方法主要有三种：物理检测法、X线检测法和化学检测法。

（一）物理检测法

通过针戳、手掐、扭曲等方法来测定硬组织的柔软度从而确定脱钙终点。尽管该方法完全凭借经验来判断，但其简单易行，无须特殊设备，现仍为大多数病理实验室所采用。

（二）X线检测法

这是确定脱钙终点的最理想方法，但该方法需要一套较昂贵的设备，一般实验室难以满足。

（三）化学检测法

该方法是利用化学反应来检测脱钙液中的钙质，其简单易行、安全可靠，是实验室中常用的方法。

由于在脱钙过程中，酸性物质会破坏组织中蛋白质分子之间的交叉链，释放可与水分子结合的亲水基团，造成组织膨胀，因此在骨组织脱钙完成后，应中和组织中的酸，以保证不影响染色和制膜效果。目前认为，当组织完成脱钙后，自来水灌溉是去除酸的最佳方法，即当组织完成脱钙后立即进行流水冲洗过夜，只要准确把握冲洗时间，便可保证除酸效果。其他方法还包括碱处理法和乙醇处理法。切片技术参考第一节"石蜡切片制作方法"。

三、不脱钙硬组织的塑料包埋制片技术

骨组织非常坚硬，如果直接用普通切片机、切片刀制作，那么在几微米的厚度上就可能损坏刀具，而且从骨组织切下的碎块或碎末难以成片。骨组织非常致密坚韧，使用乙醇、丙酮、二甲苯处理时会进一步增强骨的硬度，而石蜡、火胶棉又很不易浸入骨组织，导致其作为支撑介质的功能无法实现。因此，不脱钙骨组织制片需要一套特殊的技术和方法。目前，可用于不脱钙骨的包埋方法有很多种，其中最为理想的是塑料包埋中的甲基丙烯酸甲酯（MMA）法。

MMA 法可用来包埋较大的不脱钙骨及骨组织，该方法不经过脱钙即可进行制片，厚度可达 1~3μm，MMA 在骨中的穿透力很强，因此可以用来对骨及骨髓或组织进行检查。

（一）组织取材

取骨组织一块，大小不限，但厚度不得超过 5mm。该骨组织可采用任意固定剂固定，如要制作含骨髓的切片，则需采用含氟固定液（Schaffer）固定 16~24h。
Schaffer 固定液：无水乙醇 96ml、甲醛 50ml、Sørensen 缓冲液 4ml（pH 7.4）。

（二）换液

标本每 4h 更换无水乙醇 1 次，共换 6 次（即 24h 内完成）。

（三）标本浸渍

将脱水后的标本浸入 MMA 介质中，每隔 1h 更换一次介质，共换 5 次，共需 6h。大的标本需要用更长的时间进行浸渍，骨组织最好能在–2.0kPa 的真空里放置约 1h，再进行下一步聚合反应。

（四）聚合反应

将浸渗后的标本放入玻璃或塑料容器内，然后注入包埋介质，再用带真空的塞子盖

紧容器，确保针孔通畅，针孔是为热空气逃逸用的。将容器置于 50℃热水中加热 1h，随后温度保持在 37℃，使标本硬化。标本顶部因与氧气接触可能呈油状，可加入少量乙醇使之凝结或在 70℃下使之硬化，打开容器，取出标本则包埋完成。

（五）包埋介质

甲酯甲基丙烯（包埋剂）80ml、聚乙二醇单硬脂酸酯（软化剂）20ml、经干燥的过氧苯甲酰（引发剂）5ml。

（六）切片

采用 MMA 法包埋的骨组织，需要使用硬组织切片机进行切片操作。切片方法如下：

（1）修块：用带齿粗挫修整 MMA 包埋标本块，使其露出组织面。

（2）上机：将修整完的块体放置于切片机的标本夹上固定。

（3）润块：用 30%乙醇湿润块体断面。

（4）粗旋：打开切片机运行开关，调整速度，进行粗旋。

（5）细切：调整切片机速度、进刀量，进行细切，切制的切片厚度应为 4～6μm。

（6）取片：用小镊子轻轻将所切制的切片揭出，漂浮于蒸馏水上，切片可在水中永久保存，在染色时捞出。

（7）脱塑：将 MMA 切片置于 2-甲氧基醋酸乙酯中进行脱塑处理，每处 20min，共 3 次；随后置于丙酮中 5min，此操作重复 2 次；最后用蒸馏水洗 5min，同样重复 2 次。

（8）染色：原则上组织学染色方法也都适用于 MMA 切片，但是 MMA 切片染色时，若使用较高浓度的染色溶液，通常所需染色时间较长。对于 MMA 切片，最实用的染色方法主要是戈德纳（Goldner）三色染色法和甲苯胺蓝染色法。

四、牙体组织制片技术

牙体组织中的无机物含量较高，特别是牙釉质，是人体最硬的组织，因此给牙体制片技术带来了很大的难度。牙体组织的切片方法主要包括脱钙牙体组织的石蜡包埋法，不脱钙牙体组织的塑料包埋法和磨片法。脱钙牙体组织的石蜡包埋法与脱钙骨组织切片类似。

（一）塑料包埋法

不脱钙牙体组织塑料包埋后的制片，能够保留矿化结构以便进行组织病理形态学观察，具体方法如下：

1. 固定

将牙齿骨骼标本切成 2mm 厚片，固定 72h。

2. 脱水

首先，使用 60%、70%、80%、95%浓度乙醇梯度脱水，每种浓度下放置 12h；然后将无水乙醇与正丁醇混合，持续处理 6～8h；最后，用正丁醇进行完全脱水。

3. 浸透

（1）以 1∶1 的 MMA 和无水乙醇处理 24h。

（2）MMA 处理 24h。

（3）MMA 和邻苯二甲酸二丁酯（DBP）以 4∶1 的比例混合后处理 24～36h。

（4）MMA 80ml、DBP 20ml、无水过氧苯甲酰 2g，充分搅拌 3～4h，待充分溶解混合后，浸透 36～48h，并每天抽真空，每次 1～2h。

4. 包埋聚合

将固定、脱水、浸渍后的标本置于平底薄壁、干净且干燥、尺寸合适的小玻璃瓶中，切片面朝下，标记编号。然后，向瓶中加入包埋剂，盖上胶帽，插入针，在真空干燥机中连续泵送样本 2h。样本移至 4℃冰箱中，放置 10～16h。为了防止试样漂浮和移动，用针或牙签穿过瓶盖支撑试样，在 37℃下移至温度箱中进行聚合。待包埋剂处于半聚合状态但未完全固化时，取下用于固定样本的针或牙签，再次将包埋剂添加至试样上方约 12mm 处，将带针的橡胶盖进行真空抽真空处理约 2h，再移回 37℃温度箱中进行聚合。2～3 天即可固化成透明的 MMA 嵌套组织块，此时可打碎玻璃瓶，取出试样嵌套块进行切、锯或磨片。

5. 切片、伸展、裱贴及染色

使用电动砂轮锉或切片机将预埋块表面磨至外露组织平面。将组织包埋块表面的薄纸用 40%乙醇浸湿，然后将其与切片机同步移动，以 5μm 的深度缓慢切割，每次 1 片，并且要磨去周围包埋剂过宽的部分，以免切片卷曲或起皱。将组织切片放在 40℃的温水中，然后用手轻轻地把它们拉到一起。利用乙醇和水混合产生的表面张力，将切片从纸张中分离出来，漂浮在水面上。然后将切片取出，放在涂有粘合剂的干净载玻片上，在切片上覆盖一层塑料薄膜，用电动砂轮锉从切片的中间向两侧滚动，以排出水分和气泡，使切片和载玻片紧密粘在一起。将几张载玻片夹在一起，在 60℃以下的温度中烘烤。然后，从组织切片上取下塑料薄膜，使用 3∶1 甘油和 0.01mol/L 磷酸盐缓冲液密封后，在显微镜下观察。

（二）磨片法

通过牙体组织磨片法可以观察牙体组织的完整结构及各组织间的相互关系。过去采用的直接磨片法或用一般材料包埋后的磨片法，容易破坏组织间结构。目前以环氧树脂作为包埋剂，对组织进行后再磨片，这种方法增强了包埋剂与硬组织之间的连接性，从而保证了牙体组织的完整性。具体方法如下：

1. 固定

将标本锯成 2mm 厚片，固定 72h。

2. 脱水

首先依次采用 60%、70%、80%、95%、100%乙醇进行脱水，每个浓度下处理 24h，丙酮Ⅰ、Ⅱ、Ⅲ各处理 12～24h。

3. 浸透

将组织浸入 1：1 的丙酮-环氧树脂 618 混合液中 24～48h，随后将其放入环氧树脂 618 中并置于 60℃恒温箱中渗透 48～72h，其间更换环氧树脂 1～2 次。

4. 包埋聚合

将组织放入包埋液中，45℃下渗透 48～72h，然后将包埋液倒入盒中，放入组织之后升温至 75℃，使环氧树脂充分聚合 24～48h，最终使组织块硬固。

5. 磨片

先用 1000 目细砂纸将组织块的一面磨平并露出完整的牙体各部分结构，充分水洗后，将其粘合于载玻片上。手持载玻片，先用 500 目的粗砂纸仔细研磨另一面，当牙片磨至厚度大约 50μm 时改用 1000 目细砂纸慢慢研磨。研磨过程中，用力要均匀，尽量使整个牙片厚薄一致，磨至 12～20μm 时即可。

6. 充分水洗

将残留于牙片上的污物除尽，梯度脱水，中性树胶封固。

7. 注意

将环氧树脂 618 和十二烷基琥珀酸酐混合制备的包埋液可满足特定的要求。

（李丽丽　李　威）

参　考　文　献

陈志，朱卫东，郭凌川，2021. 冷冻切片组织速冻方法改良[J]. 临床与实验病理学杂志，37（10）：1265-1267.

刘俊才，陈宣世，柴利，等，2011. 常规石蜡组织切片中的常见问题分析及处理[J]. 临床与实验病理学杂志，27（5）：559-561.

吕荣，徐新智，王军，2002. 塑料包埋不脱钙大块骨组织切片及染色[J]. 临床与实验病理学杂志，18（3）：342.

马恒辉，周晓军，2014. 如何提高组织切片技术水平[J]. 临床与实验病理学杂志，30（11）：1279-1281.

徐丽娜，于顺禄，2018. 骨组织不脱钙大切片制作技术[J]. 临床与实验病理学杂志，34（12）：1397-1399.

Roth D M，Puttagunta L，Graf D，2022. Histological techniques for sectioning bones of the vertebrate craniofacial skeleton. Methods Mol Biol，2403：187-200.

Khangura A K，Gupta S，Gulati A，et al.，2021. Tooth decalcification using different decalcifying agents-A comparative study. J Oral Maxillofac Pathol，25（3）：463-469.

第五章　组织学和组织化学实验操作流程

第一节　组织学实验操作流程

苏木精-伊红（HE）染色是最基础的病理学染色技术。目前，国内外病理诊断广泛采用该染色方法。

一、染 色 原 理

（一）细胞核染色原理

苏木精是一种碱性染料，能够使细胞核着色。DNA 是细胞核内染色质的主要成分。DNA 双螺旋结构中两条核苷酸链上的磷酸基向外，使双螺旋外侧带负电荷从而呈酸性，这可促进细胞核与带正电荷的苏木精碱性染料结合（通过离子键或氢键的方式）而被染色。在碱性溶液中，苏木精表现为蓝色，细胞核因而被染成蓝色或蓝紫色。

（二）细胞质染色原理

蛋白质本质上是两性化合物，是细胞质的主要成分。其与细胞质染色关系密切，而 pH 在其中起着关键作用。当 pH 处于蛋白质等电点（4.7～5.0）时，胞质对外呈电中性，此时染料难以对其着色。当 pH 大于蛋白质的等电点（6.7～6.8）时，蛋白质带负电荷。此时，带正电荷的染料可与带负电荷的阴离子结合，进而导致细胞核被染色，导致胞核与胞质难以区分。因此，需要通过在染液中加入乙酸使胞质带正电荷，将 pH 调到胞质等电点以下，以便被带负电荷的染料染色。伊红是一种酸性染料，其通过在水中解离为带负电荷的阴离子与蛋白质的氨基正电荷结合而使细胞质染色。伊红能够将细胞质、肌肉、结缔组织等染成不同程度的红色，与蓝色的细胞核形成对比。

（三）分化作用

分化过程是在组织完成染色后,通过某些特定的溶液将与组织结合得过多的染色剂脱去，这一过程所用的溶液即为分化液。0.5%盐酸乙醇是 HE 染色中常用的分化液，其原理为酸破坏苏木精的醌型结构使组织与色素分离。当完成苏木精染色后，0.5%盐酸乙醇分化液可将胞核中过多结合的苏木精染料及胞质吸附的苏木精染料脱去，然后进行伊红染色，方可保证细胞核与细胞质染色界限分明。因此，分化是 HE 染色中极为重要的环节。

（四）返蓝作用

苏木精在酸性条件下通常呈红色或粉红色，而在碱性条件下呈蓝色。经 0.5%盐酸乙醇分化后，组织切片会呈红色或粉红色，此时应立即用水除去组织切片上的酸来终止分化，然后再用弱碱性水（如 0.2%氨水）使经苏木精染色的细胞核呈现蓝色，上述过程称为返蓝。此外，使用自来水浸洗组织也可达到同样的效果，但与弱碱性水相比，经自来水浸洗的组织返蓝所需的时间相对较长。

二、应 用 范 围

HE 染色应用范围广，可着色各种组织细胞成分，便于全面观察组织构造，适用于经各种固定液固定的材料，且染色后不易褪色，能够长期保存。

三、染 色 步 骤

（一）切片脱蜡至水

准备两缸全新的二甲苯，石蜡切片分别在每缸二甲苯中洗 10min，再准备无水乙醇两缸，将经二甲苯洗涤后的切片依次放入无水乙醇中，每缸洗涤 10min，其间准备梯度乙醇（90%、80%、70%、50%），将经无水乙醇洗涤后的切片在梯度乙醇中再次洗涤，每个浓度洗涤 5min，最后将切片在双蒸水中洗涤 5min。

（二）染色

新鲜配制苏木精染液，将脱蜡后的切片放入染液中染 0.5～1min，然后用自来水冲洗。配制 0.5%盐酸乙醇，分化切片数秒，快速使用自来水漂洗。配制 0.2%氨水溶液用于返蓝，处理时间为 1min，返蓝结束后流水冲洗切片数秒，随后将切片放入伊红染液中染色数秒，最后用流水轻柔冲洗。

（三）封片

预先准备梯度乙醇（75%、85%、100%），切片依次在梯度乙醇中洗涤 5min，将充分洗涤后的切片放入二甲苯溶液中透明处理 5min，最后使用树胶封片。

四、染 色 结 果

细胞核经染色后，在显微镜下显示为蓝色，细胞质、肌纤维、胶原纤维和红细胞会被染成不同深浅的红色。钙盐和细菌则呈蓝色或紫蓝色。

五、注 意 事 项

1. 染色 pH 的调节

组织块在固定液中时间过长会影响细胞核着色，可通过自来水冲洗或使用碳酸锂水溶液处理 10~30min，使细胞核着色加深。当细胞质着色不理想时，通过在伊红溶液中滴加冰乙酸可改善染色效果。

2. 显微镜下观察

经苏木精染色后，进行分化时，应在显微镜下进行观察，通常以细胞核染色清楚而细胞质基本无色时为佳。如果分化时间过长，可能出现染色过浅，则需重新染色后分化。

3. 保持湿润

在整个染色过程中应保持切片湿润，因为切片在干燥环境下可能发生收缩甚至变形，将会严重影响组织形态。

4. 避免气泡

在进行封固切片时使用中性树胶可防止后期褪色。盖玻片要完全覆盖所有组织，注意树胶封固时不能有气泡。

第二节 组织化学实验操作流程

组织化学是一门建立在形态学基础上的学科，其通过化学或物理反应原理，研究细胞或组织中物质的化学构成、定位、定量及代谢状态。其目的是通过将形态学特征、化学成分和生理功能联系起来，从而全面理解细胞或组织的代谢变化。

一、一般组织化学方法

（一）方法种类

组织化学方法通常包括化学方法、物理学方法和生物学特性方法等，如各种酶活性的检测、过碘酸-希夫（periodic acid-Schiff，PAS）反应、苏丹染料染色及免疫组织化学方法等。

（二）基本要求

（1）保持组织或细胞形态结构的完整，以确保反应产物定位准确。

（2）反应产物必须为有色沉淀且不被溶解，反应物沉淀颜色的深度与相应物质的含量有一定的量效关系。

（3）反应物应具有一定的特异性以排除假阳性的干扰。

（4）方法稳定可靠且具有良好的可重复性，其结果可被重复且保持稳定不变。

（三）基本程序

基本程序包括组织固定、切片制备、切片染色漂洗及封固。

二、酶的组织化学实验

碱性磷酸酶（alkaline phosphatase，ALP 或 AKP）是一类磷酸酯酶，广泛分布于哺乳动物组织内。该酶主要存在于物质交换活跃处，如肠上皮和肾近曲小管的刷状缘、肝的毛细胆管膜，以及微动脉和毛细血管动脉部内皮处等。ALP 的最适活性 pH 为 9.2～9.8。

（一）实验原理

金属沉淀法用于显示 ALP 活性的原理是：以 β-甘油磷酸钠为底物，通过 ALP 的水解作用，释放出磷酸，随后磷酸被钙离子沉淀为磷酸钙，然后磷酸钙被置换为磷酸钴，最终被转化为黑色硫化钴沉淀产物。

（二）操作步骤

1. 石蜡切片染色

（1）常规脱蜡至水。

（2）放入 ALP 孵育液并置于 37℃环境下孵育 2～12h。

（3）流水冲洗切片 2min 后转移至蒸馏水中。

（4）切片放入硝酸钴溶液中并于 37℃下孵育 5min。

（5）孵育完成后，流水冲洗切片 5min，蒸馏水再次冲洗。

（6）现配 ALP 硫化工作液：蒸馏水稀释 ALP 硫化液 50 倍即为 ALP 硫化工作液。切片转移至硫化工作液中孵育 2min。

（7）孵育完成后，流水冲洗 10min，放入蒸馏水中。

（8）使用核固红复染细胞核，完成后再次使用蒸馏水冲洗。

（9）切片常规脱水、透明、封片。

2. 冰冻切片染色

（1）4℃下，冰冻切片置入丙酮-氯仿混合液中固定 15～30min。

（2）37℃下，切片放入酸性磷酸酶（ACP）孵育 5～15min。

（3）流水冲洗 2min 后放入蒸馏水中。

（4）37℃硝酸钴溶液孵育 5min。

（5）流水冲洗 5min 后放入蒸馏水中。

（6）现配 ALP 硫化液，将切片置于硫化液中孵育 1～2min。

（7）流水冲洗 10min 后放入蒸馏水中。

（8）使用核固红复染细胞核，树胶封片。

3. 染色结果（图 5-1，见彩图 5-1）

（1）酶活性部位：呈黑色硫化铅沉淀。

（2）细胞核：因复染液不同而呈现不同。

4. 注意事项

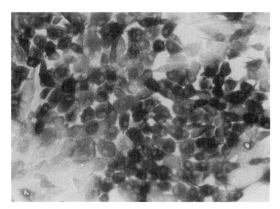

图 5-1　MC3T3 成骨细胞 ALP 染色（20×10 倍）

（1）ALP 孵育液、硫化液易失效，建议开启后立即使用。

（2）因 ALP 硫化液具有强烈的刺激性气味和腐蚀性，所以操作时必须佩戴口罩和手套。

（3）冰冻切片染色时应减少室温中切片暴露时间。

（4）为避免影响酶活性，样本取材后应立即进行固定。

（5）建议在 4℃冰箱内固定组织，且时间以不超过 24h 为宜，否则可能会减弱酶活性。

（6）由于黑色沉淀会在不纯的二甲苯中分解，所以建议使用分析纯（AR）级以上的二甲苯。

三、核酸的组织化学实验

（一）实验原理

细胞核中的 DNA 经弱酸水解后，连接嘌呤碱基和脱氧核糖的双键被打开，醛基被释放出后与 Schiff 试剂结合。Schiff 试剂的主要成分是碱性品红。碱性品红和偏重亚硫酸钠相互作用后可形成无色的品红-硫酸复合物。与标本接触后，无色品红即与核酸水解后释放出的醛基结合成具有锟状结构的紫红色化合物，从而使 DNA 着色。

（二）试剂配制

1. Schiff 试剂

1mol/L HCl 溶液 20ml，碱性品红 1g，重亚硫酸钠 1g，活性炭，蒸馏水 200ml。

2. 亚硫酸钠水溶液

10%偏重亚硫酸钠 5ml，1mol/L HCl 溶液 5ml，蒸馏水 90ml。

（三）操作步骤

（1）在预热至 60℃的 1mol/L HCl 溶液中水解 8～10min。1mol/L HCl 溶液应在临用前预热 30min。

（2）用预冷的 1mol/L HCl 溶液稍微洗涤处理。

（3）加入 Schiff 试剂中孵育 40～60min。

（4）亚硫酸水溶液洗 3 次（时间视颜色深浅而定）。

（5）流动水冲洗 5min。

（6）蒸馏水洗。

（7）甘油封固。

（四）结果

细胞核染成红紫色。

四、糖的组织化学实验

（一）实验原理

糖残基中二醇基的碳碳键在高碘酸的强氧化作用下被打开，形成二醛基。形成的二醛基与 Schiff 试剂中的无色亚硫酸品红反应，生成不溶性紫红色复合物，从而证明多糖或糖胺聚糖的存在。

（二）试剂配制

（1）0.1%过碘酸溶液。

（2）亚硫酸水溶液。

（3）Schiff 试剂。

（三）操作步骤

（1）0.1%过碘酸溶液洗涤切片 15min。

（2）蒸馏水洗。

（3）Schiff 试剂洗涤切片 15～60min。

（4）亚硫酸水溶液洗 3 次。

（5）流动水冲洗 5～10min 后蒸馏水洗。

（6）甘油封固。

（四）结果

糖原呈紫红色颗粒形态。

五、脂类的组织化学实验

（一）实验原理

苏丹黑-B 溶于脂滴中可被染为黑色。

（二）试剂配制

苏丹黑染液配制：100ml 70%乙醇与 1g 苏丹黑-B 充分混合。可加热煮沸 2～3min 或把染料溶解放置 2 日后使之变成充分的饱和液。

（三）操作步骤

（1）冰冻切片在 50%乙醇中洗涤 2min 后转移至 70%乙醇中进行浸润。

（3）流动水冲洗，蒸馏水洗。

（4）甘油封片。

（四）结果

脂类及磷脂呈黑色。

（五）注意事项

因苏丹黑染液不能久存且易产生沉淀，故使用前需过滤。通常，苏丹黑染液是通过加入 70%乙醇来制备成饱和溶液，这样染料能够迅速随乙醇溶解并进入脂滴中。然而，这种方法可能会导致部分脂类在乙醇提取过程中有所损失。相比之下，使用 50%乙醇配制染液虽然更为稳妥，但由于其溶解度相对较低，因此需要相应地延长染色时间以确保效果。

第三节 免疫组织化学实验操作流程

免疫组织化学（immunohistochemistry）是一项利用特异性抗体与显色剂结合，在组织细胞原位通过抗原-抗体反应和组织化学显色，对目标抗原进行定位、定性、定量测定的技术。根据标记物的不同，其可分为免疫酶法、免疫荧光法、亲和组织化学法、免疫铁蛋白法、免疫金法和放射免疫分析等。

一、染 色 原 理

免疫组织化学的原理基于抗体和抗原之间的高度特异性结合。该技术首先通过提取组织或细胞中的某种特定化学物质作为抗原或半抗原，随后通过免疫动物获得特异性抗体，再以此抗体去探测组织或细胞中的同类抗原物质。由于抗原-抗体形成的复合物是无色的，所以还须借助组织化学的方法将抗原-抗体结合的部位显示出来，以达到对组织或细胞中未知抗原的定位、定性或定量研究目的。

二、应 用 范 围

组织或细胞中的蛋白质、多肽、氨基酸、受体、激素、酶及病原体等，凡是能够作为抗原或半抗原的物质均可以用相应的特异性抗体进行检测。

三、常 用 方 法

（一）直接法

通过将酶直接标记在特异性抗体上，使其与标本中的抗原结合，催化底物反应产生有色物质，这一过程可在光学显微镜下进行观察。然而，直接法因放大效应有限，敏感度低，且标记一种抗体只能检测一种抗原，导致其应用受到一定限制。

（二）间接法

首先通过将酶标记在第二抗体上形成复合物，再通过酶底物显示来放大信号。由于一抗来源有限（常来自兔、小鼠或山羊等几种动物），所以仅需制备可与一抗特异性结合的酶标二抗，即可检测多种抗原来源的 IgG，进行多种抗体的检测，也可使放大效果得到提高。为了进一步提高放大效果，研究者发明了过氧化物酶-抗体复合物（PAP）桥联法。尽管 PAP 桥联法在一定程度上敏感性有所提高，但同时也带来了较高的非特异性背景噪音及假阳性等问题。

四、实验步骤（以两步法为例）

（一）石蜡切片

1. 烤片

60℃烘箱烤片 30～60min，目的是蒸发蜡片水分及融化石蜡，使切片能牢固地贴附于玻片。

2. 切片脱蜡至水

预先准备两缸纯净二甲苯，依次将切片放入二甲苯中浸泡，每缸浸泡 15min。再准备两缸无水乙醇，将切片从二甲苯转移至无水乙醇，每缸浸泡 15min。然后将切片转移至梯度乙醇中洗涤（85%乙醇 5min，75%乙醇 5min），最后用蒸馏水洗 5min。

3. 抗原修复

抗原修复方法有很多种，目前大多数实验室采用以下两种方法：

（1）加热抗原修复法。大量实验室验证发现，免疫组化染色经加热处理后敏感度可大幅提高，其机制可能是加热解开了因甲醛溶液固定引起的蛋白质交联，以避免非特异性结合，但是不影响抗原决定簇的苯环结构。有实验室曾进行高压法、水煮法、微波法三种加热抗原修复方法的对照实验，染色强度的对照结果显示：高压法＞水煮法＞微波法。

1）高压法：将 1500～3000ml pH 6.0 的 0.01mol/L 枸橼酸钠缓冲溶液或 0.001mol/L pH 8.0 的 EDTA 注入不锈钢压力锅中加热至沸腾。切片置于金属架上，放入锅内，使切片位于液面以下。加热 5～6min 后，当压力锅开始慢慢喷气时，计时 1～2min，然后将压力锅断离热源，冷水冲至室温，取下气阀，打开锅盖，取出切片，蒸馏水洗，用 PBS洗涤 3 次，每次 2min。

2）水煮法：切片脱蜡至水后，放入盛有 0.01mol/L pH 6.0 枸橼酸钠缓冲液容器中，并将此容器置于盛有自来水的大器皿中，在电炉上加热煮沸，从容器温度达到 92～98℃起开始计时，15～20min 后断离电炉，室温冷却 20～30min，蒸馏水冲洗，用 PBS 洗涤3 次，每次 2min。

3）微波法：切片脱蜡至水后，使用 3%过氧化氢处理 10min，蒸馏水洗 3 次，每次2min。将切片转移至枸橼酸盐缓冲液中，置于微波炉内加热，使液体温度保持在 92～98℃，加热 10min 左右。取出后室温冷却 10～20min。PBS 洗涤后进行免疫组化染色。

以下抗原适用此法：Bax、Bcl-2、C-fos、ER、Ki-67、P53、P-糖蛋白、PKC、PR、PCNA、ras 及 Rb 等。

（2）酶消化法。消化酶能够暴露因组织固定而封闭的抗原决定簇，以增强染色效果。消化酶有多种，如胰蛋白酶、蛋白酶 K 及胃蛋白酶等。由于加热抗原修复法的广泛使用，此方法的应用已越来越少。

胰蛋白酶使用前需预热至 37℃，消化时间为 5～30min。胰蛋白酶的最终浓度可根据使用者的要求进行调整，浓度范围为 0.05%～0.25%。胃蛋白酶一般使用浓度为 2～10mg/ml 的皂素溶液，消化时间为室温孵育 30min。此方法适用于因组织固定封闭的抗原如 cytokeratin（角蛋白）、胶质纤维酸性蛋白（GFAP）、白细胞共同抗原（LCA）及层粘连蛋白（LN）等。

目前，常见的加热抗原修复缓冲液有柠檬酸盐缓冲液（pH 6.0）、Tris（pH 7～8）、EDTA（pH 8.0）等。目前柠檬酸盐缓冲液使用较广泛，其染色背景清晰，适合于大多数抗体。Tris 和 EDTA 两种修复液对部分抗原修复效果较强，但其染色背景同时加深，如使用不当易出现假阳性。然而，目前没有一种抗原修复液能适合于所有抗体。不易与抗体结合的抗原多选择 Tris 和 EDTA 修复液。

4. 阻断内源性过氧化物酶

切片在 3%过氧化氢溶液中室温避光孵育 25min，随后置于 PBS 缓冲液中洗涤 3 次，每次 5min，目的是阻断内源性过氧化物酶。

5. 牛血清白蛋白（BSA）封闭

切片稍甩干，用免疫组化笔在组织周围画圈（该区域一般应包围组织部分，通常距离组织边缘 3mm）以防止抗体外流，在圈内滴加 3%BSA 覆盖所有组织，室温封闭 30min。

6. 滴加一抗

轻柔地甩掉封闭液，在切片上滴加 5%BSA 稀释后的一抗，使之完全覆盖组织，4℃孵育过夜或 37℃ 孵育 1～2h。

7. 滴加二抗

切片于 PBS 缓冲液中洗涤 3 次，每次 5min，稍甩干后滴加与一抗相应种属的过氧化物酶标记的二抗覆盖组织，室温孵育 50min。

8. 二氨基联苯胺（DAB）显色

切片于 PBS 缓冲液中洗涤 3 次，每次 5min。现配 DAB 显色液，稍甩干后在圈内滴加 DAB，显微镜下观察。若染色理想，10min 内即可使用蒸馏水终止显色，但若超过 20min 显色仍不明显，则最终显色结果一般不理想。

9. 苏木精染色

苏木精复染 3min 左右，自来水冲洗。现配 1%盐酸乙醇用以分化，分化数秒后用自来水冲洗，0.2%氨水返蓝，流动水冲洗。

10. 脱水封片

将切片依次放入梯度乙醇中（75%乙醇 6min，85%乙醇 6min，无水乙醇Ⅰ6min，无水乙醇Ⅱ6min），然后用二甲苯进行脱水、透明，最后用中性树胶封片。

（二）细胞爬片

（1）取出细胞爬片放到 35mm 或 60mm 的细胞培养皿里，PBS 缓冲液洗涤 3 次。

（2）4%多聚甲醛固定 20min。

（3）采用 0.2%Triton X-100 对其进行通透处理 10min，PBS 缓冲液洗涤 3 次。

（4）血清封闭 30min，PBS 缓冲液洗涤 3 次。

（5）一抗置于 4℃过夜，PBS 缓冲液洗涤 3 次。

（6）二抗室温 2h（荧光二抗要避光，避免荧光丢失），PBS 缓冲液洗涤 3 次。

（7）最好选用 DAPI（4′,6-二脒基-2-苯基吲哚）进行染核，然后进行荧光拍照。

（8）最后进行蒸馏水洗、甘油封固。

（三）结果判定

1. 设置对照组

必须设置对照染色，无对照染色的免疫组化结果不可靠。

2. 抗原表达必须在特定部位

如 LCA 应定位于细胞膜，CK 应定位于细胞质，PCNA 及 P53 应定位于细胞核等。不在抗原所在部位的着色不能视为阳性表达。

3. 防止假阴性

由于检测方法灵敏度不同，有时可能因染色方法灵敏度不高而导致阴性结果。阴性结果不能视为抗原不表达，在判断时应注意。

（四）结果分析

1. 阳性着色细胞计数法

在 40 倍光学显微镜下，随机选择 10 个不重叠视野，人工或机器计数阳性着色细胞数。每组选择 3～6 张不同动物组织石蜡切片进行组间比较。

2. 灰密度分析法

通过在不同组别和不同动物组织切片上选择相同区域，相同条件下用 ImageJ 软件进行灰密度分析，然后进行统计分析。

3. 分级法

免疫组化的半定量一般分为弱（＋）、中（＋＋）、强（＋＋＋）三个等级。以绿色免疫荧光为例，则表现为浅绿色荧光、明显绿色荧光和亮绿色耀眼荧光。计算时，弱（＋）=1，中（＋＋）=2，强（＋＋＋）=3。至少随机观察 5～10 个高信视野（HPF），然后根据 ch1×1+ch2×2+ ch3×3[*]计算出数值；总数值＜1.0 者为（＋），1.0～1.5 者为（＋＋），＞1.5 者为（＋＋＋）。

（五）注意事项

1. 组织取材

取材时为避免蛋白丢失及组织受损引起的非特异性试剂吸附，应快速取材且所取组织体积不宜过大，同时要尽量避免组织的人为损害。

2. 固定

固定要及时、彻底，但固定时间也不能过久。实验证明，甲醛固定时间越久，组织越容易出现自发荧光及非特异性染色。甲醛固定时长一般以 12～36h 为佳。

3. 石蜡切片与冰冻切片的选择

相较冰冻切片，石蜡切片的制作对设备要求低，保存条件简单、时间久。然而，石蜡切片对组织中的蛋白质有较强烈的破坏作用，相比而言，冰冻切片对蛋白的保护效果较好且制作过程相对迅速。

4. 灭活

使用过氧化物酶系统进行标记时，必须进行内源性过氧化物酶的灭活处理，而对于

---

　　* ch1～ch3 代表不同强度的荧光信号通道，分别用于量化弱、中、强荧光的分布和强度。

冷冻切片和细胞涂片染色，当使用碱性磷酸酶（AP）系统时，需要额外加入左旋咪唑抑制内源性 AP 活性。对于石蜡切片，除小肠上皮外，其他组织的内源性 AP 基本上已被灭活。进行免疫荧光染色时，不需要进行内源性酶灭活等步骤。

（六）常见问题及解决措施

1. 无染色时的原因分析及解决措施　如表 5-1 所示。

表 5-1　无染色时的原因分析及解决措施

原因分析	解决措施
一抗与二抗不匹配	使用针对一抗的二抗（如一抗来自兔，二抗为抗兔抗体）
没有足够的一抗与目标蛋白结合	提高一抗用量，延长孵育时间
样本中没有目标蛋白	增加阳性对照
目标蛋白含量过少	应用信号放大操作
蛋白位于细胞核内，抗体不能穿透核膜	对样本进行破膜通透处理

2. 高背景时的原因分析及解决措施　如表 5-2 所示。

表 5-2　高背景时的原因分析及解决措施

原因分析	解决措施
封闭不充分	选择合适的封闭液，延长封闭时间
一抗浓度过高	针对一抗做浓度梯度实验，确定最佳浓度
孵育温度过高、时间过长	选择 4℃ 过夜或缩短封闭时间
二抗质量不佳	选择不同二抗，做对比，筛选合适的二抗
组织冲洗不彻底	加强洗涤
内源性过氧化物酶含量过高	延长 3% 过氧化氢灭活时间
固定过度	改变修复方法或减小修复强度
显色底物过量或显色时间过长	缩短底物孵育时间

3. 非特异性染色时的原因分析及解决措施　如表 5-3 所示。

表 5-3　非特异性染色时的原因分析及解决措施

原因分析	解决措施
抗体浓度过高	降低抗体浓度或缩短孵育时间
存在内源性过氧化物酶活性	延长 3% 过氧化氢灭活时间或用 0.5% 高碘酸溶液室温孵育 10min
切片/细胞变干	操作过程中始终保持切片/细胞湿度，勿使其变干
一抗与被染组织同源，加入二抗后，二抗与同源组织结合	应用与组织非同源的一抗

第四节　荧光染色实验操作流程

免疫荧光（immunofluorescence，IF）染色是一种用于检测及识别细胞和组织中蛋白质的性质，并对其进行定位及含量测定的强有力的检测技术。

一、染 色 原 理

根据抗原-抗体反应原理，先将荧光素标记在已知抗原或抗体上制成荧光抗体，再将这种荧光抗体（或抗原）作为探针，用于检测组织或细胞内的相应抗原（或抗体）。组织或细胞内形成的复合物上含有被标记的荧光素，通过荧光显微镜进行观察可见荧光素受外来激发光照射而发出明亮的荧光，再通过观察荧光所在的组织细胞，可确定抗原或抗体的性质、定位，以及利用定量技术测定其含量。

二、应 用 范 围

免疫荧光可以测定内分泌激素、蛋白质、核酸分子、神经递质、受体、细胞因子、细胞表面抗原、肿瘤标志物等各种生物活性物质。

三、实 验 方 法

（一）直接法

将标记好的荧光抗体直接添加至抗原标本上，在一定的温度和时间条件下进行孵育，染色后洗去未参加反应的多余荧光抗体，室温干燥后，封片镜检。

（二）间接法

在检查未知抗原时，先用已知未标记的特异性抗体与抗原标本进行反应，用水洗去未反应的抗体，再用标记的二抗与抗原标本反应，使之形成抗原-抗体-抗体复合物，再次洗去未反应的标记抗体，干燥封片后镜检。如果检查未知抗体，则表明抗原标本是已知的，待检血清为第一抗体，其他步骤的抗原检查与之相同。

四、细胞免疫荧光染色步骤

（一）细胞爬片制备

（1）将盖玻片放入培养瓶或多孔板中。
（2）细胞生长覆盖率达到60%后取出盖玻片。
（3）PBS缓冲液清洗盖玻片3次。
（4）将盖玻片浸入冷丙酮或4%多聚甲醛中10～20min。

（5）PBS 缓冲液再次清洗。

（6）干燥 8~10h，放入-20℃保存。

（二）破膜

（1）0.1% Trion 孵育 10min。

（2）PBS 缓冲液洗涤 3 次，每次 3min。

（三）抗原修复

（1）滤纸擦干细胞爬片。

（2）在爬片上加入胰蛋白酶或其他酶抗原修复液。

（3）室温孵育 10min。

（4）PBS 缓冲液洗涤 3 次，每次 10min。

（四）封闭

（1）在细胞爬片上加入 5%BSA 封闭液（种属与二抗来源相同）。

（2）37℃孵育 30min。

（3）甩掉多余的稀释液并用滤纸擦干。

（五）一抗孵育

（1）稀释一抗，使之达到推荐浓度。

（2）将稀释的抗体加到细胞爬片上，4℃孵育过夜。

（3）PBS 缓冲液洗涤 3 次，每次 15min。

（六）二抗孵育

（1）稀释液稀释生物素化的二抗。

（2）将稀释的抗体加到细胞爬片上，37℃孵育 30min。

（3）PBS 缓冲液洗涤 3 次，每次 8min。

（七）染色

（1）在细胞爬片上滴加稀释好的试剂。

（2）37℃避光孵育 30min。

（3）PBS 缓冲液洗涤 2 次。

（4）滴加 DAPI 染液，避光孵育 10min。

（5）PBS 缓冲液洗涤 3 次。

（6）用荧光衰减封闭剂封片。

荧光显微镜下观察结果并采集图像[DAPI 紫外激发波长 330～380nm，发射波长 420nm，发蓝光；异硫氰酸荧光素（FITC）激发波长 465～495nm，发射波长 515～555nm，发绿光；CY3 激发波长 510～560nm，发射波长 590nm，发红光]。

五、结 果 分 析

观察标本荧光强度，用"+"表示：（−）为无荧光；（±）为极弱的可疑荧光；（+）为荧光较弱，但清楚可见；（++）为荧光明亮；（+++/++++）为荧光闪亮。待检标本荧光染色强度达"++"以上，而各种对照显示为（−）或（±）时，即可判定为阳性。

六、注 意 事 项

（1）多聚甲醛或甲醛溶液固定，可能会导致绿色光谱中的自发荧光，此时可尝试红色或红外荧光素。

（2）由于 DAPI 可能具有强烈致癌性，操作时务必戴手套。

（3）荧光片需要避光保存。

（4）DAPI 是良好的 DNA 染料，经固定或未经固定的活细胞均可用 DAPI 染色。

（5）PBS 的 pH 和离子强度要求：建议 pH 在 7.4～7.6，中性及弱碱性条件有利于免疫复合物的形成，而酸性条件则有利于其分解。离子浓度以 0.01mol/L 为佳，低离子浓度有利于免疫复合物的形成，而高离子浓度则有利于其分解。

七、常见问题及解决措施

（一）非特异性染色

1. 检查所用荧光团的光谱是否重叠

调整滤镜和光源，更改为激发光谱或发射光谱没有重叠的荧光团。

2. 一抗种属来源与待分析的样本物种相同

更换抗体；以与二抗种属来源相同的血清作为封闭液；使用针对一抗种属的单价 Fab 片段进行可视化，可避免与样本本身的 Fc 受体结合而引起非特异性染色。

3. 切片中存在杂质引起非特异荧光

二抗使用前应离心，将不溶性杂质或游离染料沉淀到底部，吸取上清液进行实验。

（二）弱染色

检查曝光时间和强度；改变固定或孵育时间；确保抗体的兼容性；测试抗体稀释范围和样本浓度；保证试剂制备和载玻片储存方法正确。

（三）背景信号

1. 试剂或样本问题

降低抗体浓度；使用较薄的组织切片；通过对照检查二抗特异性，如果发生非特异性结合，则更换二抗。

2. 封闭不足

增加封闭孵育时间或使用其他封闭剂；使用与二抗种属相同物种的正常血清封闭。

3. 可能是由自发荧光引起的

检查未染色的部分；游离醛可以用硼氢化钠洗涤去除，避免使用戊二醛固定剂；缩短显色的孵育时间等。

八、实 验 优 化

1. 设置对照

可以使用阳性和阴性对照来确定结果的准确性，帮助确定实验问题的来源。

2. 样本及试剂的储存

由于免疫荧光中所用抗体和实验样本的荧光性质会受到光照的影响，因此必须储存恰当。建议将荧光抗体和经过免疫荧光处理的样本保存于黑暗环境中，抗体管使用铝箔覆盖避光。

3. 使用适当的固定剂

4%多聚甲醛可用于标记膜结合抗原或细胞骨架抗原，并应用于核蛋白或线粒体蛋白的检测。但是，甲醛固定的样本需要经抗原修复和打孔渗透后才能正确检测到抗原。如果使用单克隆抗体，推荐采用有机溶剂进行组织固定。此外，甲醇适用于冷冻样本的固定，丙酮固定对组织学样本的保存效果较好。

4. 抗体的选择

检查所有抗体，无论是单克隆抗体还是多克隆抗体，确保其与目标抗原具有较高的亲和力，所用二抗必须与一抗兼容。

5. 多色染色

最好使用来自不同物种的一抗。如果使用间接检测，建议使用针对一抗和二抗种属及实验样本种属预吸附的二抗，这样可以最大程度地减少跨物种的反应性和非特异性结合。所有二抗也应在同一物种中获取，以最大程度地减小交叉反应。一旦确定抗体特异性，就可以同时或依次将目标抗原与其抗体进行孵育，顺序孵育往往会取得更好的实验效果。

6. 选择没有光谱重叠的荧光团

免疫荧光是一种很好的多路复用分析技术，可测量众多的参数，因此使用能够提供可分辨信号的荧光团是很有必要的。

第五节　复染操作流程

一、苏木精复染

（一）原理

苏木精是一种碱性染料，氧化后可生成氧化苏木精即苏木素，苏木素可将细胞核和细胞内核糖体等嗜碱性结构染成蓝紫色，故苏木精常用作细胞核复染试剂。苏木精染色强度适中，一般不需进行分化处理。苏木精复染后核着色鲜亮，背景清晰。

（二）使用方法

（1）免疫组化常规操作完成后，进行 DAB 或 AEC 显色。

（2）显色强度合适时用自来水冲洗终止显色。

（3）甩去样本上的自来水，滴加适量苏木精染液使之覆盖整个组织，复染 30s 至 3min。

（4）自来水洗去复染液，冲洗彻底，PBS 缓冲液或去离子水浸泡切片 3～5min，使细胞核返蓝。

（5）常规脱水、透明处理，中性树胶封片。

（三）注意事项

如核染色过深，可用 1%盐酸乙醇适当分化，再用自来水冲洗切片 3～5min，使细胞核返蓝。

二、甲基绿复染

（一）原理

甲基绿属于碱性染料，0.1%甲基绿染液在组织或细胞染色中对细胞核进行染色，常用于鉴定DNA。细胞核中的DNA遇甲基绿会被染成蓝绿色，亦可用于免疫组化或免疫荧光染色。

（二）试剂准备

1. 化工产品

甲基绿、乙基绿、乙酸钠、冰乙酸、乙醇及蒸馏水。

2. 化学溶液

1.36g乙酸钠溶解于50ml蒸馏水中，用0.1mol/L乙酸调节pH至4.2，加入蒸馏水，使终体积为100ml。甲基绿原液：1.0g甲基绿溶于100ml蒸馏水，用氯仿洗涤，提取杂质，过滤。甲基绿染料溶液：取甲基绿原液50ml，在此基础上添加乙酸钠缓冲液50ml。

（三）染色流程

（1）切片浸入甲基绿染液5～10min。
（2）蒸馏水洗。
（3）70%乙醇分化（切片部分变绿）。
（4）96%乙醇稍浸。
（5）无水乙醇浸泡1～2min。
（6）采用二甲苯进行透明处理，中性树胶封固切片。

三、核固红复染

（一）原理

核固红染色液是组织切片染色中常用的复染液，染色后细胞核呈红色。该染色液稳定性好，可长期保存且不易产生沉淀，应用范围广。

（二）使用方法

（1）将组织切片浸入核固红染液，也可以将染液直接滴加到样本上染色5～10min，染色时间可根据染色深度做相应调整。
（2）用自来水洗去多余的染色液。

（3）进行常规脱水和透明处理，中性树胶封固。

（史　册　张雨晴）

参 考 文 献

祁皓，马肃，袁朝阳，2022. FAM20C 在小鼠下颌髁突发育过程中的时空表达[J]. 口腔医学，42（7）：600-603.

袁朝阳，吴国栋，祁皓，等，2022. 条件性敲除 Fam20C 对小鼠牙周膜内 MMP-1 及 TIMP-1 表达的影响[J]. 口腔医学研究，38（5）：417-423.

Li L L，Liu P，Lv X C，et al.，2022. Ablation of FAM20C caused short root defects via suppressing the BMP signaling pathway in mice[J]. J Orofac Orthop，84（6）：349-361.

Liu P H，Ma S，Zhang H，et al.，2017. Specific ablation of mouse Fam20C in cells expressing type Ⅰ collagen leads to skeletal defects and hypophosphatemia[J]. Sci Rep，7（1）：3590.

Liu P H，Zhang H，Liu C，et al.，2014. Inactivation of Fam20C in cells expressing type Ⅰ collagen causes periodontal disease in mice[J]. PLoS One，9（12）：e114396.

第六章 特殊染色

第一节 软骨-骨组织特殊染色

一、阿尔辛蓝染色

（一）实验原理

阿尔辛蓝是一种类铜钛花青共轭染料,最开始用于纺织品纤维染色。阿尔辛蓝由一个中心含铜的酞菁环与四个异硫脲基团组成,它们通过硫醚键连接,其中异硫脲基呈中度碱性,使阿尔辛蓝携带阳离子。该染料可与组织内含有阴离子的基团(如羧基和硫酸根等)形成相对稳定的复合物,其中染料分子中带正电荷的盐键和酸性物质中带负电荷的酸性基团结合,从而产生蓝色。根据阿尔辛蓝染料的 pH 及电解质浓度,可以区分酸性物质的种类,通常使用 pH 为 1.0 和 2.5 的阿尔辛蓝液。这种染色可以清楚地显示软骨的形状和结构,观察软骨组织是否处于损伤状态。

（二）适用范围

用于检测骨组织及培养的骨细胞中的软骨成分;识别羧基黏液物质和硫酸化黏液物质;检测各种肿瘤中有无黏液性物质,鉴别黏液性上皮肿瘤、黏液肉瘤和脂肪性肉瘤;新类型隐球菌的染色等。

（三）实验步骤

（1）准备试剂和配制溶液（表 6-1）。

表 6-1 溶液配制

配制溶液	试剂	剂量
3%乙酸溶液	冰乙酸	3ml
	蒸馏水	97ml
阿尔辛蓝溶液（pH 2.5）	阿尔辛蓝,8GX	1g
	3%乙酸溶液	100ml
	搅拌均匀并用乙酸将 pH 调至 2.5	
0.1%核固红染色液	核固红	1g
	硫酸铝	5g
	蒸馏水	100ml

将硫酸铝溶解于水中,加入核固红,缓慢加热至煮沸后冷却,过滤后加入一粒百里香酚,将其作为防腐剂。

(2)脱蜡至水:依次将切片放入二甲苯、梯度浓度乙醇和蒸馏水中。

(3)使用阿尔辛蓝染液染片 30min。

(4)使用流动的自来水冲洗切片 2min。

(5)使用蒸馏水冲洗切片。

(6)使用核固红溶液复染 5min。

(7)使用流动的自来水冲洗切片 1min。

(8)经 95%乙醇、无水乙醇Ⅰ、无水乙醇Ⅱ脱水,每次 3min。

(9)在二甲苯中进行透明处理。

(10)用中性树胶封片剂封固切片。

(四)染色结果

强酸性的硫酸黏液物质经染色后呈蓝色,细胞核呈粉红色至红色,细胞质呈浅粉色。

(五)注意事项

(1)要尽量将切片上的蜡脱干净。

(2)染色何时结束依据染色强度而定,若核固红染液染片时间较长则会遮盖一部分阿尔辛蓝的染色。

(六)染色图片(图 6-1,见彩图 6-1)

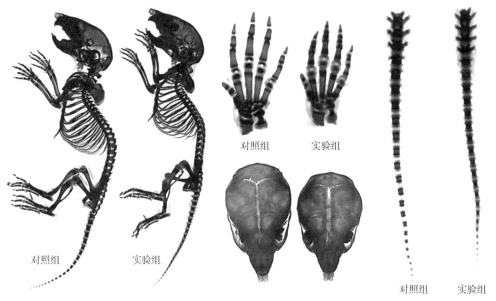

图 6-1 1 周龄实验组(cKO 小鼠)和对照组小鼠茜素红-阿尔辛蓝染色(全身、前爪、头颅、尾巴)对比图

二、番红 O 染色

（一）实验原理

番红 O 是一种阳离子染料，可以与多种阴离子结合并显示软骨组织，因为阳离子染料可以与蛋白聚糖中的阴离子基团（硫酸软骨素或硫酸角质素）相结合。番红 O 的染色程度与阴离子浓度成正比，故其染色结果可间接反映基质中蛋白聚糖的含量和分布情况。当软骨基质正常时，其分布是均匀一致的，但当软骨组织受损时，创伤引起的刺激使软骨基质中的糖蛋白立即释放并激活，使软骨基质组成发生改变，从而使番红 O 染色褪色甚至失色。而固绿是与结构较为疏松的胶原纤维紧密结合，染色不易减少或消失。软骨组织是嗜碱性的，它与碱性染料番红 O 结合显示为红色，而骨组织是嗜酸性的，它与酸性染料固绿结合显示为绿色或蓝色，红色软骨组织与绿色骨组织之间的差异是显著的，从而可以区分软骨组织和骨组织。

（二）适用范围

关节软骨、软骨下骨和骨组织等。

（三）实验步骤

（1）准备试剂和配制溶液（表 6-2、表 6-3）。

表 6-2　Weigert 铁苏木精溶液配制

溶液 A	100ml	20ml
苏木精	2g	0.4g
80%乙醇	100ml	20ml
溶液 B	**100ml**	**20ml**
氯化铁	4g	0.8g
蒸馏水	99ml	20ml
盐酸	1ml	200μl

注：使用前将溶液 A 和溶液 B 等量混合，每份 100μl。

表 6-3　其他溶液配制

1%酸性乙醇	100ml	50ml
盐酸	1ml	0.5ml
70%乙醇	99ml	50ml
0.02%固绿溶液	**100ml**	**50ml**
固绿	1ml	0.5ml
蒸馏水	99ml	50ml

续表

0.1%番红 O	100ml	50ml
番红 O	100mg	50mg
蒸馏水	100ml	50ml

（2）脱蜡至水：依次将切片放入二甲苯、梯度浓度乙醇和蒸馏水中。

（3）使用等量混合后的 Weigert 铁苏木精溶液染片 1min。

（4）使用自来水冲洗切片，然后再用蒸馏水冲洗切片。

（5）固绿染色 5min，染色完成后不要冲洗，直接进行下一步。

（6）1%乙酸浸泡切片 30s，染色完成后不要冲洗，直接进行下一步。

（7）0.1%番红 O 染色 20min，染色完成后不要冲洗，直接进行下一步。

（8）脱水，95%乙醇 2min，无水乙醇Ⅰ、无水乙醇Ⅱ各 3min。

（9）将切片在二甲苯中进行透明处理 2min。

（10）使用中性树胶封固切片。

（四）染色结果

软骨组织染色后呈红色或橙红色，背景呈绿色。

（五）注意事项

（1）Weigert 铁苏木精溶液染细胞核，其着色力较普通的苏木精强一些，且色调较浓。

（2）及时使用配制好的 Weigert 铁苏木精溶液，其染色能力一般在配制完成 24h 后逐渐减弱甚至失效，故需现用现配。

（3）切片番红 O 染色的时间不可过长，而较短的染色时间可使背景的深红色容易被分化。

（4）切片分化时间应恰当，以背景呈绿色为宜。

（5）番红 O 染色后，不宜在低浓度乙醇中脱水，否则容易褪色。

（6）注意固绿的上色程度，番红 O 染色程度不要掩盖绿色。

（7）切片在 95%乙醇中的脱水时间不宜过长。

（8）未经过脱钙、用酸脱钙或经 EDTA 短时间（小于 6 天）处理的组织切片用番红 O 染色效果最好，因为 EDTA 从软骨基质中提取了蛋白聚糖且被提取的蛋白聚糖无法恢复。

（六）染色图片（图6-2，见彩图6-2）

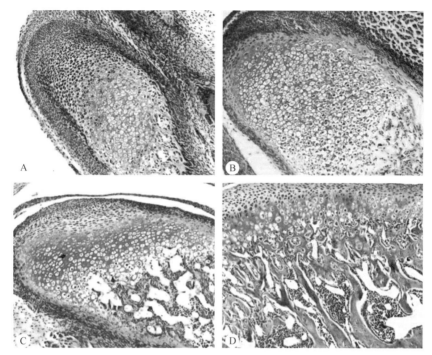

图6-2 野生型小鼠下颌髁突染色（A. 胚胎17.5天；B.0天；C.7天；D.21天）

三、甲苯胺蓝染色

（一）实验原理

甲苯胺蓝是一种人工合成的碱性染料，属于醌亚胺染料类。这种染料含有醌型结构作为发色团，以及二甲氨基等作为助色团。其中，两个助色团能使染料电离成盐，增强发色团对组织的亲和力，使切片上的组织细胞更好地着色，并将细胞核染成蓝色。甲苯胺蓝呈碱性，可与组织细胞中的酸性物质结合，使其染色。由于甲苯胺蓝是一种强碱性染料，因此更适合于软骨组织的染色。此外，肥大细胞含有异色性物质（如肝素和组胺等），这些物质可与甲苯胺蓝结合形成异染性紫红色。

（二）适用范围

肥大细胞、成骨细胞、软骨及脑尼氏体等。

（三）实验步骤

（1）准备试剂和配制溶液（表6-4～表6-6）。

表 6-4 1%甲苯胺蓝 O

试剂名称	剂量
甲苯胺蓝	0.2g
70%乙醇	20ml

表 6-5 1%氯化钠溶液（pH 2.0～2.5）

试剂名称	剂量
氯化钠	0.5g
蒸馏水	50ml
盐酸（调节 pH）	40μl

表 6-6 反应溶液

试剂名称	剂量
1%甲苯胺蓝原液	5ml
1%氯化钠溶液	45ml

将溶液搅拌均匀，检查 pH，确保其范围在 2.3～2.5，如果 pH 高于 2.5 将会造成染色对比度降低。所有溶液保证新鲜配制，不可重复利用。

（2）脱蜡至水：依次将切片放入二甲苯、梯度浓度乙醇和蒸馏水中。

（3）使用甲苯胺蓝染色液染片 2～3min。

（4）将切片在蒸馏水中清洗干净。

（5）脱水：将切片依次放于 80%乙醇 1.5min、无水乙醇Ⅰ 3min、无水乙醇Ⅱ 3min。

（6）将切片置于二甲苯中进行透明处理 2min。

（7）使用中性树胶封固切片。

（四）染色结果

软骨、成骨细胞、肥大细胞呈鲜艳的紫色（紫红色），背景呈淡蓝色；脑尼氏体呈深蓝色，背景呈淡蓝色；

（五）注意事项

（1）使用甲苯胺蓝染色液对软骨组织中难以被着色的组织进行染色时，应延长染色时间。

（2）注意被染色的组织和背景的分化程度。

（3）注意甲苯胺蓝染液的效价，保证每次实验用的染液都是新鲜配制的，现用现配。

（六）染色图片（图 6-3，见彩图 6-3）

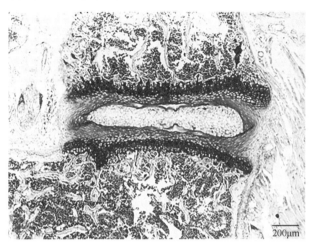

图 6-3　出生后 14 天的野生型小鼠第一腰椎甲苯胺蓝染色图片（标尺刻度：200μm）

第二节　胶原组织特殊染色

一、苦味酸-天狼星红染色

（一）实验原理

胶原纤维分布在各个器官中，是结缔组织中分布最广泛、含量最多的纤维。天狼星红是一种强酸性染料，很容易与胶原蛋白分子中的碱性基团结合。在偏光显微镜下，可以观察到胶原蛋白分子与天狼星红染料的结合增强了双折射现象，提高了分辨率，从而能够区分出不同颜色和形状的胶原纤维。

（二）适用范围

适用于研究病变组织异常状态的胶原纤维或增生状态的胶原纤维。

（三）实验步骤

（1）准备试剂和配制溶液：在 1L 蒸馏水或自来水中加入 5ml（冰）乙酸配制成酸化水，并准备好苦味酸饱和水溶液 500ml 和 Weigert 铁苏木精染液。

（2）脱蜡至水：依次将切片放入二甲苯、梯度浓度乙醇和蒸馏水中。

（3）Weigert 铁苏木精染液染细胞核 8min，流动的自来水冲洗切片 10min。

（4）将切片放入天狼星红溶液中染色 1h（染色 1h 即可均衡，组织的染色程度不会随时间加重。如果切片的染色时间小于 1h，即使染色效果很好，也不可以使用）。

（5）使用酸化水洗片2次。

（6）去除切片上多余水分。

（7）无水乙醇脱水重复3次，每次3min。

（8）在二甲苯或二甲苯替代物中进行透明处理。

（9）用中性树胶封闭剂封固切片。

（四）染色结果

Ⅰ型胶原纤维染色后呈亮黄色或亮红色，Ⅲ型胶原纤维呈绿色。

（五）注意事项

（1）切片厚度正常，其在偏振光显微镜下才能显示清晰。

（2）Weigert铁苏木精染液染细胞核后，用流动水冲洗返蓝，禁用氨水。

（3）严格控制天狼星红溶液的染色时间，最佳时长为1h。

（4）为了防止脱色，天狼星红染色后酸化水洗切片的时间不可过长，目视切片呈深砖红色或暗紫色为佳，若呈橘红色则染色较浅。

（5）切片在无水乙醇中脱水时间不可过长。

（6）本染色方法较稳定，不易褪色。

（六）染色图片（图6-4、图6-5，见彩图6-4、彩图6-5）

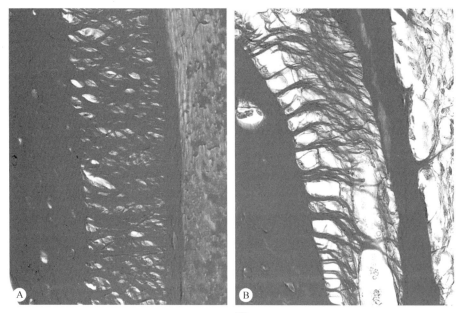

图6-4　4周龄2.3kb *Col1α1*-Cre；*Fam20C*$^{fl/fl}$小鼠（B）和同窝正常对照小鼠（A）
磨牙根分叉区牙周膜染色（自然光下，×600倍）

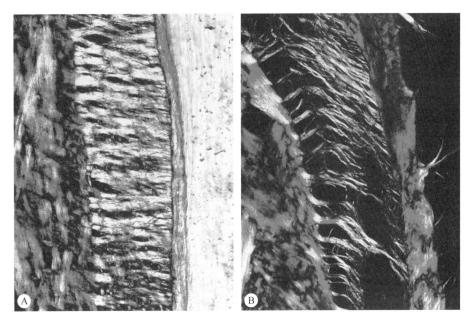

图 6-5　4 周龄 2.3kb *Col1α1*-Cre；*Fam20C*$^{fl/fl}$ 小鼠（B）和同窝正常对照小鼠（A）
磨牙根分叉区牙周膜染色（偏振光下，×600 倍）

二、Masson 染色

（一）实验原理

结缔组织包括胶原纤维、网状纤维和弹性纤维，其中胶原纤维是分布最广、数量最多的纤维类型。Masson 三色染色又称马松染色，是结缔组织染色中最权威、最经典的方法之一。这种染色技术能够对细胞核进行染色，同时选择性地显示胶原蛋白和肌纤维。其染色原理与阴离子染料的分子大小和组织的渗透性有关：小分子染料容易进入结构致密、渗透性低的组织，大分子染料容易进入结构松散、渗透性高的组织。

（二）适用范围

主要适用于识别胶原纤维和肌纤维。

（三）实验步骤

（1）将切片依次放入二甲苯、梯度浓度乙醇和蒸馏水中脱蜡至水。

（2）用配制好的 Weigert 铁苏木精染色液染色 5～10min。

（3）酸性乙醇分化液分化 5～15s，流动的自来水冲洗切片。

（4）Masson 蓝化液返蓝 3～5min，流动的自来水冲洗切片。

（5）蒸馏水洗片 1min。

（6）丽春红-品红染色液染色 5～10min。

（7）以蒸馏水：弱酸溶液=2：1 的比例配制弱酸工作液，并用其洗片 1min。

（8）磷钼酸溶液洗片 1～2min。

（9）用配制好的弱酸工作液洗片 1min。

（10）直接放入甲苯胺蓝染色液中染色 1～2min。

（11）用配制好的弱酸工作液洗片 1min。

（12）95%乙醇快速脱水。

（13）无水乙醇脱水 3 次，每次 5～10s。

（14）二甲苯进行透明处理 3 次，每次 2min。

（15）用中性树胶封固切片。

（四）染色结果

胶原纤维和细胞核被染成蓝色，肌纤维、红细胞和细胞质被染成红色。

（五）注意事项

（1）切片脱蜡应尽量干净。

（2）Weigert 铁苏木精染色液应新鲜配制，一般 24h 后失去染色能力。

（3）Harris 苏木精染细胞核后的颜色相对柔和，鲜艳度欠佳，采用 Weigert 铁苏木精染色液染细胞核更为合适。

（4）酸性乙醇的分化时间根据切片薄厚、组织的类别和新旧而定。

（5）在显微镜下认真观察，准确控制磷钼酸分化过程，当胶原纤维呈浅红色、纤维呈红色时即可停止分化。通常将分化时间控制在 1～2min，具体的分化时间依据染色深浅而定。

（六）染色图片（图 6-6，见彩图 6-6）

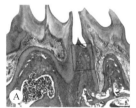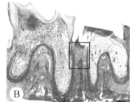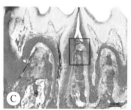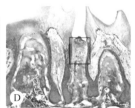

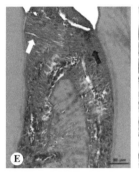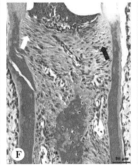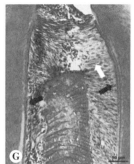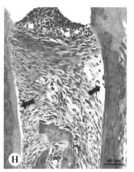

| 对照组（4周龄） | 敲除组（4周龄） | 对照组（12周龄） | 敲除组（12周龄） |

图 6-6　4 周龄和 12 周龄 3.6kb *Col1α1*-Cre；*Fam20C*^fl/fl 小鼠（敲除组）和同窝正常对照小鼠（对照组）牙周膜胶原纤维的对比（A~D：×40 倍，E~H：×200 倍）

第三节　骨组织染色

一、冯库萨染色

（一）实验原理

人体的支架骨骼内含有大量钙质，这些钙质不仅是构成骨骼和牙齿的主要成分，在分泌、运输、肌肉收缩和神经传导中也发挥着重要作用。多种染料可以与钙形成螯合物，包括冯库萨（Von Kossa）溶液。冯库萨染色是一种采用还原银技术的金属置换法。当硝酸银溶液遇到含有不溶性钙盐的切片时，银会取代钙。在光的作用下，硝酸银中的银离子被还原为金属银，沉积在钙盐所在部位使之呈黑色。冯库萨染色适用于各类钙盐组织的染色。

（二）适用范围

主要用于骨细胞的研究，适用于矿化组织的钙盐染色及细胞的钙盐沉积和钙化结节检测。

（三）实验步骤

（1）准备试剂和配制溶液（表 6-7、表 6-8）。

表 6-7　溶液配制

配制溶液	试剂名称	剂量
2%硝酸银（避光）	硝酸银	0.1g
	蒸馏水	5ml
5%硫代硫酸钠	硫代硫酸钠	2.5g
	蒸馏水	50ml

续表

配制溶液	试剂名称	剂量
1%酸性品红	酸性品红	0.1g
	蒸馏水	10ml

表 6-8　范吉森（Van Gieson）染色液配制

试剂名称	剂量	剂量
	50ml	25ml
1%酸性品红	2.5ml	1.25ml
苦味酸	47.5ml	23.75ml

配制好的工作溶液应在 1 周内使用，若超过 1 周需重新配制。

（2）在每个切片上滴加 100μl 2%硝酸银溶液，然后将载玻片暴露于强光下直至矿化骨变黑（需要 30min 到 1h）。

（3）从载玻片上吸出残存硝酸银溶液，并将其放入危险物品容器中，随后用蒸馏水冲洗载玻片。

（4）将载玻片快速浸入 5%硫代硫酸钠中 10s 左右，之后用蒸馏水冲洗载玻片。

（5）用 Van Gieson 染色液染片 5min，之后将溶液收集到装有废弃碱和酸的容器中，不要倒在水槽内。

（6）用 95%乙醇冲洗载玻片 2 次，每次 2min，再用无水乙醇冲洗载玻片 3 次，每次 3min。

（7）将载玻片浸入二甲苯中 2 次，每次 2min。

（8）用中性树胶封闭剂封固切片。

（四）染色结果

矿化骨被染成黑色，骨组织裂隙呈亮粉色，未矿化区骨呈粉色。

（五）注意事项

（1）钙盐组织固定以中性甲醛溶液为佳。

（2）硝酸银溶液滴染前，切片必须用蒸馏水洗干净。

（3）硝酸银溶液作用于切片的时间取决于光的强度。

（4）该染色法可以区分尿酸盐和钙盐，其原理在于钙盐不溶于碳酸锂溶液，而尿酸盐易溶，碳酸锂作用于切片后，于强光下放入硝酸银溶液，尿酸盐呈阴性反应。

（5）染色时间不宜过长，通常肉眼可见黑色时即可停止染色。

（六）染色图片（图 6-7，见彩图 6-7）

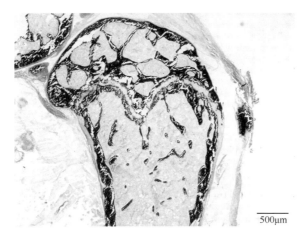

500μm

图 6-7 出生 14 天的野生型小鼠长骨 Von Kossa 染色图片（标尺刻度：500μm）

二、Goldner 染色

（一）实验原理

通常情况下，小分子质量染料相对容易进入致密和低渗透性组织，而大分子质量染料一般进入松散和高渗透性组织。Goldner 染色原理与组织渗透性和阴离子染料的分子大小密切相关。Goldner 染色主要用于骨组织研究。类骨主要由 I 型胶原纤维组成，是骨基质的非矿化部分，一旦矿化，就会产生新的骨组织，借助 Goldner 染色可以清楚地区分骨组织和类骨组织。

（二）适用范围

矿化骨组织、类骨质及软骨等。

（三）实验步骤

（1）准备试剂和配制溶液（表 6-9、表 6-10）。

表 6-9　Weigert 铁苏木精溶液的配制

Weigert 铁苏木精		100ml	200ml
溶液 A：	苏木精	1g	0.2g
	95%乙醇	100ml	20ml
溶液 B：	氯化铁	1.16g	0.232g
	蒸馏水	99ml	20ml
	盐酸	1ml	0.2ml

工作方法：使用前将溶液 A 和溶液 B 等量混合，每份 100ml。

表 6-10　丽春红-酸性品红等溶液的配制

丽春红-酸性品红溶液	500ml	100ml	50ml
丽春红 2R（二甲苯胺丽春红）	670mg	134mg	67mg
酸性品红	170mg	34mg	17mg
蒸馏水	500ml	100ml	50ml
无水乙酸（可选，视实验要求）	1ml	0.2ml	0.1ml
磷钨酸	500ml	100ml	50ml
磷钼酸	12g	2.4g	1.2g
磷钨酸	12g	2.4g	1.2g
蒸馏水	500ml	100ml	50ml
亮绿 SF（淡黄）	500ml	100ml	50ml
亮绿 SF（淡黄）	1.5g	0.3g	0.15g
蒸馏水	500ml	100ml	50ml
1%乙酸	500ml	300ml	50ml
乙酸	5ml	3ml	0.5ml
蒸馏水	495ml	300ml	50ml

（2）使用混合后的 Weigert 铁苏木精溶液染色 3min。

（3）用流动的自来水将切片冲洗干净。

（4）用蒸馏水冲洗切片。

（5）使用丽春红-酸性品红溶液染色 15min。

（6）使用 1%乙酸溶液冲洗切片 2 次，每次 30s。

（7）使用磷钨酸染色 8min。

（8）使用 1%乙酸溶液冲洗切片 2 次，每次 30s。

（9）使用亮绿 SF 染色 15min。

（10）使用 1%乙酸溶液冲洗切片 2 次，每次 30s。

（11）脱水，将切片放入 80%乙醇 3min，再将切片放入无水乙醇中 2 次，每次 3min。

（12）将切片依次放入两缸不同的二甲苯中，每次 2min。

（13）使用中性树胶封固切片。

（四）染色结果

染色后类骨质呈红色，矿化的骨组织呈绿色，细胞核呈黑色或紫色。

（五）注意事项

（1）染色前尽量将切片上的蜡脱干净。

（2）由溶液 A 和溶液 B 配制的 Weigert 铁苏木精染液应及时使用，该染色液在 24h

后染色能力将丧失。

（3）在染色过程中，要控制好丽春红染色的程度，否则易对亮绿染色造成影响。

（4）依据组织类别、切片厚度和新旧程度这三个要素来控制酸性分化的停止时机，在乙酸溶液分化亮绿时，需确保颜色既不过深也不过浅。

（六）染色图片（图 6-8，见彩图 6-8）

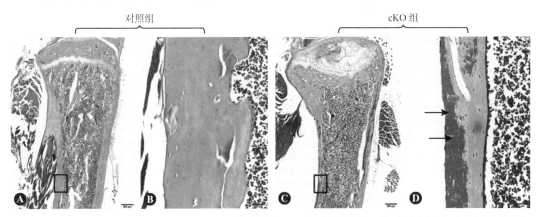

图 6-8 12 周龄 2.3kb *Col1α1*-Cre；*Fam20C*$^{fl/fl}$ 小鼠（cKO 组）和同窝正常对照小鼠（对照组）股骨染色（A、C. ×40 倍；B、D. ×200 倍）

三、TRAP 染色

（一）实验原理

骨代谢的平衡是通过成骨细胞的骨形成作用和破骨细胞的骨吸收作用来维持的。碱性磷酸酶（ALP）是成骨细胞的标记酶，而抗酒石酸酸性磷酸酶（TRAP）是破骨细胞的标记酶。TRAP 是识别破骨细胞的重要标志物，主要分布于破骨细胞中。在底物孵育过程中，底物（萘酚-AS-BI-磷酸盐）与酸性磷酸酶黏附，水解产生萘酚 AS-BI。在后续显色反应中，经亚硝酸盐处理的碱性副品红与萘酚 AS-BI 于组织中 TRAP 所在部位稳定结合，呈亮红色。染色深浅与底物孵育的时间密切相关。

（二）适用范围

适用于骨组织（EDTA 脱钙）切片内的骨细胞或破骨细胞染色。

（三）实验步骤

（1）准备试剂和配制溶液。准备细胞固定液，配比见表 6-11。

表 6-11　细胞固定液[2%甲醛/0.2%戊二醛溶液，pH=7.4（室温）]

37%甲醛	30ml
25%戊二醛	4ml
PBS 缓冲液	466ml

同时，还需要 0.02%萘酚 AS-BI 磷酸盐、0.08%亚硝酸钠、0.1%碱性品红，溶液配比及最终稀释度如下：

缓冲液 1：原液基础培养液（室温下可储存 6 个月，表 6-12）。

表 6-12　原液基础培养液

	1000ml	200ml
无水乙酸钠	9.2g	1.84g
L-（+）酒石酸（二氢酒石酸钠）	11.4g	2.28g
蒸馏水	950ml	200ml
冰乙酸	2.8ml	0.56ml

注：溶解 5mol/L 氢氧化钠，调节 pH 至 4.7～5.0。

缓冲液 2：2%萘酚 AS-BI 磷酸盐底物（100 倍浓度，4℃下可储存 3 周，表 6-13）。

表 6-13　2%萘酚 AS-BI 磷酸盐底物

	2ml	1ml
萘酚 AS-BI 磷酸盐	40mg	20mg
乙二醇乙醚	2ml	1ml

缓冲液 3：4%亚硝酸钠（50 倍浓度，4℃下可储存不超过 4 天，表 6-14）。

表 6-14　4%亚硝酸钠

	4ml	1ml
亚硝酸钠	160mg	40mg
蒸馏水	4ml	1ml

缓冲液 4：5%副品红苯胺染料（50 倍浓度，4℃下可储存 2 周，表 6-15）。

表 6-15　5%副品红苯胺染料

	4ml	1ml
盐酸副品红（碱性品红）	200mg	50mg
蒸馏水	3.336ml	834μl
盐酸	664μl	166μl

注：加热至 60℃（5min，不要煮沸），过滤备用。

（2）将载玻片染色缸 A 和 B 预热至 37℃，然后加入 50ml 缓冲液 1。

（3）将 20～100μl 缓冲液 2 加入 A 缸中，并放入载玻片，之后在 37℃条件下孵育

45min。

（4）孵育结束前准备，将 1ml 缓冲液 3 和 1ml 缓冲液 4 混合 30s，静置 2min，然后将此混合液放入 B 缸，混合均匀后直接加入放有载玻片的 A 缸中，不要冲洗。

（5）在室温条件下孵育 3min，控制显色时间。

（6）冲洗载玻片，用甲基绿复染 5min。

（7）用梯度浓度乙醇脱水，用二甲苯进行透明处理。

（8）于载玻片上覆盖盖玻片。

（四）染色结果

破骨细胞周围或胞质部分被染成红色，背景被染成浅蓝色或绿色。

（五）注意事项

（1）保证配制溶液的每种试剂都有合适的 pH，否则不能有效激活酶，进而导致染色结果较差。

（2）亚硝酸钠溶液易被氧化，因此在使用该溶液时须避免混入杂质。该溶液有效期通常为 1～2 周，以确保获得最佳的染色效果。

（3）TRAP 染色适用于 EDTA 脱钙的骨组织。组织切片用酸脱钙后 TRAP 染色结果为阴性。

（六）染色图片（图 6-9，见彩图 6-9）

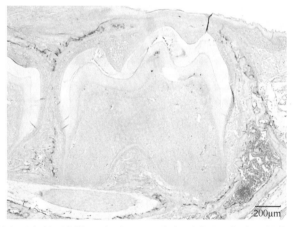

图 6-9　出生 10 天的野生型小鼠下颌第一磨牙 TRAP 染色图片（红色为阳性信号；标尺刻度：200μm）

第四节　蛋白质特殊染色：Stains All 染色

（一）实验原理

全染色剂（Stains-All）是一种阳离子羰花青素染料，能够与核酸和蛋白质结合进行染色。Stains-All 染色剂可以用来观察和鉴别聚丙烯酰胺凝胶上的蛋白质，使高酸性蛋白染成蓝色，低酸性蛋白染成粉红色，是一种理想的染料。在聚丙烯酰胺凝胶染色时，通常通过硝酸银来提高染色灵敏度。在聚丙烯酰胺凝胶上，使用 Stains All 染色可以检测到低至 3ng（123bp）的 pBR322/Hae Ⅲ消化 DNA 和 90ng tRNA。

（二）适用范围

适用于鉴别核酸和蛋白。

（三）实验步骤

（1）将凝胶在 45%甲醇：10%乙酸：45%水中固定 1h。

（2）在 50%的甲醇中清洗凝胶数小时至一整夜，依据凝胶的大小和厚度两个因素确定清洗结束的时间。例如，0.75mm 的凝胶需要分两次使用 50%甲醇清洗，每次持续 2h。

（3）因为染色剂是光敏的，所以在染色前要准备好所有的溶液：10ml Stains-All 染色剂，5ml 甲酰胺，25ml 异丙醇，0.5ml 3mol/L Tris（pH=8.8），并加水至 100ml。

（4）按顺序依次添加材料。

（5）将甲醇溶液替换为 Stains-All 染色剂，并用铝箔包裹容器，随后在室温下让容器旋转过夜。

（6）在照相前用 40%甲醇替换 Stains-All 染色剂。

（7）将凝胶放置在暗室的灯箱上，打开投射白光，等待达到可接受的背景染色。

（四）染色结果

通常 RNA 呈蓝紫色，DNA 呈蓝色，蛋白质呈红色。

（五）注意事项

操作过程中，每当添加材料时，应迅速且充分混合。

（六）染色图片（图 6-10，见彩图 6-10）

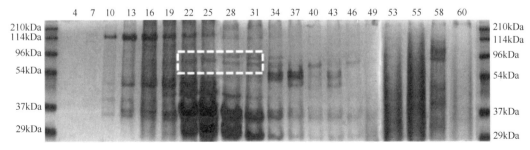

图 6-10　3 周龄野生型小鼠唾液腺 Stains-All 染色

第五节 X-Gal 染色

（一）实验原理

β-D-半乳糖苷半乳糖水解酶简称为 β-半乳糖苷酶（β-Gal），广泛存在于各种动物、植物和微生物中。β-半乳糖苷酶作为一种重要的糖苷水解酶，在调节生命活动中起着重要作用。X-Gal 作为 β-半乳糖苷酶的底物，能够被 β-半乳糖苷酶催化生成深蓝色产物，这种变化使得表达 β-半乳糖苷酶的细胞或组织在光学显微镜下很容易被观察到。

（二）适用范围

主要适用于原位染色检测 β-半乳糖苷酶及筛选蓝白斑。

（三）实验步骤

准备试剂和配制溶液（表 6-16～表 6-18）。

表 6-16　X-Gal 稀释缓冲液

X-Gal 稀释缓冲液	40ml	100ml
铁氰化钾晶体（5mmol/L）	64mg	160mg
亚铁氰化钾（5mmol/L）	84mg	210mg
氯化镁（2mmol/L）	16.26mg	40.66mg
PBS	40ml	100ml

将溶液混合均匀，4℃条件下避光保存，使用前加热至 37℃。

表 6-17　4%X-Gal 原液（1ml）

X-Gal	40mg
N，N-二甲基甲酰胺	1ml

混合至完全溶解，-20℃条件下避光保存。

表 6-18　X-Gal 工作液（40ml）

X-Gal 稀释缓冲液	39ml（使用前加热至 37℃）
X-Gal	1ml

先将 X-Gal 稀释缓冲液加热至 37℃，然后加入 X-Gal 原液，避免 X-Gal 沉淀。

X-Gal 有两种不同的染色方法：第一种方法是先对整块组织进行染色，再用石蜡包埋组织块；另一种是对冰冻切片进行染色。这两种方法可以相互结合，先染整个组织块，再制作冰冻切片，最后再次进行染色。

1. 硬组织全标本或部分标本染色流程

（1）解剖：处死动物，迅速取出其骨头和牙齿，修剪肌肉，在骨头 1/3 处切开以暴露骨髓腔。

（2）固定：将样本置于 4% 冰多聚甲醛（PFA）中固定，摇晃 1～1.5h。

（3）清洗：PBS 缓冲液清洗 3 次，每次 5min。

（4）染色：37℃条件下，将样本避光放置在 X-Gal 工作液中，孵育 24～36h，直至样本变蓝。

（5）清洗：PBS 清洗 3 次，每次 5min。

（6）如果是全组织染色，染色实验至此结束，对标本进行透明处理，并拍照记录。

透明溶液配制比例：苯甲醇∶甘油∶乙醇=2∶2∶1。

透明时间：几天到几周不等，这取决于样本大小，由于透明会使染色变色，应避免长时间透明。

（7）染色后固定：4℃条件下，在 4% PFA 中固定标本一昼夜。

（8）清洗：PBS 清洗 3 次，每次 5min。

（9）脱钙：将骨标本放入 50 倍体积 10% EDTA 溶液中，室温下摇晃脱钙，脱钙时间不超过 1 周（依样本大小决定），或者放入 20 倍体积的酸中，脱钙时间不超过 5h。

注意：对于胚胎组织不需要脱钙，可以跳过第 9 步。

（10）石蜡脱水包埋：在蒸馏水中清洗标本几次，然后进行常规脱水、透明、包埋。

（11）切片：5μm 厚切片，37℃条件下孵育一昼夜。

（12）复染：脱蜡至水，核固红试剂复染 2～3min。

（13）使用中性树胶封固切片。

2. 冰冻切片染色流程（硬组织）

（1）解剖：处死动物，迅速取出其骨头和牙齿，修剪肌肉，将 1/3 的骨头切除以暴露骨髓腔。

（2）固定：将样本置于 4% 冰 PFA 中固定，摇晃 1～1.5h。

（3）清洗：4℃条件下用 PBS 缓冲液清洗 3 次，每次 15～30min，清洗过程中持续摇晃。

（4）脱钙：将样本置于 50 倍体积的 10% EDTA 溶液中脱钙，并在脱钙过程中持续摇晃不超过 1 周（依标本量而定）。

（5）清洗：4℃ PBS 缓冲液清洗 3 次，每次 15～30min，清洗过程中持续摇晃。

（6）蔗糖渗透：4℃条件下，将样本置于 15% 蔗糖中直至沉底，再置于 30% 蔗糖中直至沉到底部（配制方法：用 15g 蔗糖、100ml 1×PBS 缓冲液配制 15% 蔗糖，用 30g 蔗糖、100ml 1×PBS 缓冲液配制 30% 蔗糖）。

（7）OCT 涂层：用 OCT 涂层，之后于–80℃下放置至少 1h。

（8）切片：新鲜冷冻切片，每片厚度为 10～12μm。

（9）固定后：在 4%冰 PFA（4℃）中固定 10min。

（10）清洗：用磷酸缓冲液清洗 3 次，每次 5min。

（11）X-Gal 染色：将切片放置于 X-Gal 染色液中，在 37℃条件下培养 24～36h，直至在显微镜下可以看到蓝色信号。

（12）冲洗：在蒸馏水下冲洗。

（13）复染：核固红溶液染色 2～3min。

（14）脱水后覆盖盖玻片。

（四）染色结果

有 β-半乳糖苷酶表达的部位经染色呈蓝色。

（五）注意事项

（1）注意谨慎操作并完善防护措施，以防直接接触到试剂或将其吸入体内。

（2）为了完全融解–20℃或 4℃条件下冻结的 X-Gal 溶液，在室温条件下或 37℃水浴条件下放置 2～5min 并适当摇晃。避免 X-Gal 溶液反复冻融。

（六）染色图片（图 6-11，见彩图 6-11）

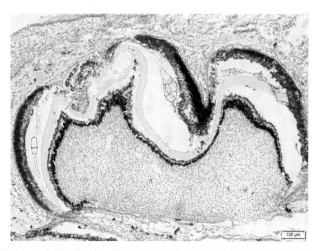

图 6-11　出生 5 天的野生型小鼠下颌第一磨牙 X-Gal 染色图片（蓝色为阳性信号；标尺刻度：100μm）

第六节　双荧光标记

（一）实验原理

钙质沉积存在于骨组织的形成过程中。钙黄绿素与茜素红这两种染料均可与钙质结合并显色。实验时，分别对小鼠注射钙黄绿素和茜素红，这两种染料将分别在注射后不同时间点沉积，形成钙黄绿素沉积线和茜素红沉积线，在荧光显微镜的激发下，分别表现出绿色荧光和红色荧光，通过测量两种荧光射线之间的距离，可估算这两个时间点的骨形成量。

（二）适用范围

适用于检测骨形成量及矿物质沉积率。

（三）实验步骤

（1）处死小鼠前 7 天给予钙黄绿素（10mg/kg）腹腔注射，在处死小鼠前 1～2 天给予茜素红（30mg/kg）腹腔注射。

（2）麻醉小鼠，颈椎脱臼处死，解剖分离所需组织。

（3）将硬组织包埋，并制作 10μm 组织切片。

（4）在荧光显微镜下观察新鲜的组织切片，采集图像。

（5）测量两条荧光线之间的距离，并计算矿物质沉积率。

（四）染色结果

在荧光显微镜下可以看到绿色荧光线及红色荧光线（图 6-12，见彩图 6-12）。

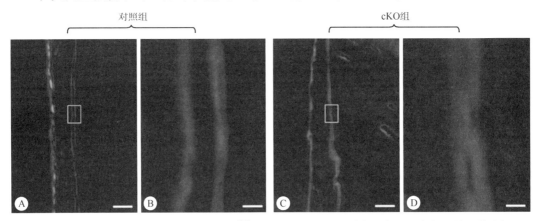

图 6-12　4 周龄 2.3kb *Col1α1*-Cre；*Fam20C*^{fl/fl}（cKO 组）小鼠和同窝正常对照小鼠股骨双荧光标记
（A、C 比例尺：100μm，B、D 比例尺：10μm）

（五）注意事项

（1）组织切片要避光保存，并立即摄片。

（2）钙黄绿素荧光易猝灭，所以要保证钙黄绿素是新鲜配制的并将其避光保存，实验过程中注意避光。

（厉超元）

参 考 文 献

马肃，祁皓，袁朝阳，等，2022.FAM20C 在小鼠下颌髁突发育过程中的时空表达[J]. 口腔医学，42（7）：600-603.

袁朝阳，吴国栋，祁皓，等，2022. 条件性敲除 Fam20C 对小鼠牙周膜内 MMP-1 及 TIMP-1 表达的影响[J]. 口腔医学研究，38（5）：417-423.

Huang Y Y，Chen H F，Zhang H，et al.，2022. FAM20C plays a critical role in the development of mouse vertebra[J]. Spine J，22（2）：337-348.

Liu P H，Ma S，Zhang H，et al.，2017. Specific ablation of mouse Fam20C in cells expressing type Ⅰ collagen leads to skeletal defects and hypopho sphatemia[J]. Sci Rep，7（1）：3590.

Liu P H，Zhang H，Liu C，et al.，2014. Inactivation of Fam20C in cells expressing type Ⅰ collagen causes periodontal disease in mice[J]. PLoS One，9（12）：e114396.

Prasad M，Zhu Q L，Sun Y，et al.，2011. Expression of dentin sialophosphoprotein in non-mineralized tissues[J]. J Histochem Cytochem，59（11）：1009-1021.

Rangiani A，Cao Z G，Sun Y，et al.，2012. Protective roles of DMP1 in high phosphate homeostasis[J]. PLoS One，7（8）：e42329.

Saiyin W，Li L L，Zhang H，et al.，2019. Inactivation of FAM20B causes cell fate changes in annulus fibrosus of mouse intervertebral disc and disc defects via the alterations of TGF-β and MAPK signaling pathways[J]. Biochim Biophys Acta Mol Basis Dis，1865（12）：165555.

Zhang H，Jani P，Liang T，et al.，2017. Inactivation of bone morphogenetic protein 1（Bmp1）and tolloid-like 1（Tll1）in cells expressing type Ⅰ collagen leads to dental and periodontal defects in mice[J]. J Mol Histol，48（2）：83-98.

第七章 口腔硬组织 X 线、Micro-CT 及扫描电子显微镜成像

    X 线和计算机断层扫描（computed tomography，CT）均可以清楚地对小动物的硬组织进行成像，而单光子发射计算机断层扫描（single photon emission computed tomography，SPECT）、正电子发射计算机断层扫描（positron emission computed tomography，PET）在硬组织成像中空间分辨率较低，易受部分容积效应影响。使用微型 CT（micro computed tomography，Micro-CT）对动物模型进行扫描分析，可以全面完整地得到组织病理变化的结果。Micro-CT 还具有高空间分辨率、灵活性和临床前研究低成本等优点。扫描电子显微镜（scanning electron microscope，SEM；简称"扫描电镜"）是利用电子枪射出电子束，经过聚焦后在样品表面进行光栅状扫描的一种方法。它通过探测电子作用于样品所产生的信号来观察并分析样品表面的组成、形态和结构。因为扫描电镜物镜使用小孔视角和长焦距，所以景深较大，相同放大倍数时，扫描电镜景深比光学显微镜大。扫描电镜中二次电子的产生量与入射角度在试样表面的涨落有一定关系，因此，扫描电镜成像立体感较强，可以用来观察试样的三维立体结构。综上，小动物的牙及颌骨等硬组织成像可通过 X 线、Micro-CT 及扫描电镜等来实现，这些技术对口腔硬组织研究具有重要意义。

第一节 X 线 成 像

一、什么是 X 线

    X 线检测设备是一种利用 X 线技术对物体进行非破坏性测试和检测的装置。它通过产生高能 X 线辐射，将其照射到待检测物体上，并利用相应的探测器接收和转换成像信号，根据信号生成高分辨率的 X 线影像。X 线检查机广泛应用于工业、医疗、安全等领域，可用于检测金属、塑料、陶瓷、复合材料等各种材料和产品的缺陷、结构和性能。

二、X 线检查机的构成

    （1）X 线管：产生 X 线辐射的核心部件，由阴极和阳极组成，阴极通过加热释放电子，这些电子被阳极加速产生高能 X 线辐射。

（2）检测台和机壳：是 X 线检查机的关键组成部分，用于放置待检物体和支撑设备的主体框架，其中机壳采用"钢-铅-钢"三层设计，能防止 X 线泄漏。

（3）控制台和操作系统：控制整个系统的电子设备和软件界面。

（4）探测器：又称为探头，是主要用于接收和转换 X 线成像信号的装置。

（5）显示器和图像处理系统：显示被测试物体的影像，以及对影像进行处理、分析和存储的设备。

三、X 线小动物活体成像

小动物活体成像技术是利用荧光素酶基因或荧光报告基因等标记细胞或 DNA，借助高灵敏度的成像检测系统和图像处理软件，使操作人员能够直接观察和监测活体动物体内肿瘤的生长及转移、基因表达、药物作用等的一项技术。该技术具有灵敏度高、检测快、直观、无毒、无放射性、易于操作、实验数据真实可靠等优势。小动物活体成像仪使研究人员能够更全面地了解活体动物体内复杂的生物学现象，能够无创地在活体动物水平对疾病的发生发展及治疗、细胞的动态变化、基因的实时表达进行长期观测，在医学研究、生命科学及药物开发等领域应用广泛。依托高品质的水平扫描构架、可 360°旋转的动物承载台及高性能的平板探测器，可进行 3D 光学成像及低剂量的 Micro-CT 成像，并实现功能性光学成像与结构性 CT 成像的集成。另外，直观的软件操作界面和成像设置向导，为用户在各种功能的应用上提供了极为简便的操作体验（图 7-1，见彩图 7-1）。

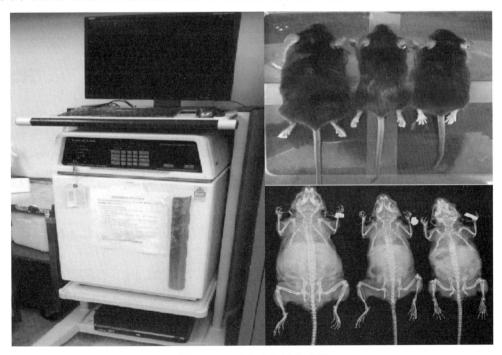

图 7-1　X 线小动物活体成像

第二节 Micro-CT 成像

一、什么是 Micro-CT

Micro-CT 是一种非破坏性测试技术，它基于 X 线成像原理，能够对微小样本的三维结构进行成像和分析。它具有多个角度拍摄被探测物体的 X 线图像的功能，并能结合计算机重建出高分辨率的三维图像。Micro-CT 技术广泛应用于材料科学、生物医学、地质学等领域，为研究人员提供了一种非破坏性、高分辨率的内部结构观测手段（图 7-2、图 7-3，见彩图 7-2）。

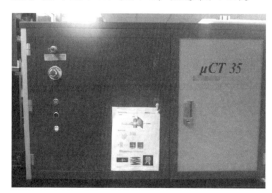

图 7-2 Micro-CT 成像设备

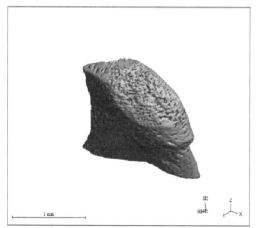
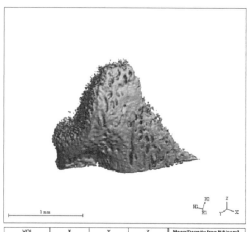

图 7-3 Micro-CT 成像

二、Micro-CT 工作原理

Micro-CT 的工作原理类似于医用 CT 技术，主要包括以下几个步骤：首先将待测样本放置在 Micro-CT 设备的旋转平台上。然后，Micro-CT 设备会通过 X 线源产生一束平行的 X 线束，该束 X 线会穿透待测样本。在待测样本旋转 180°或 360°过程中，Micro-CT 设备会从多个角度拍摄 X 线图像。X 线图像会被传感器探测并记录下来，设备中金字塔式的探测器可以获取多个角度的图像，从而提高重建图像的质量。最后，通过计算机重建算法，将多个角度的投影图像重建成高分辨率的三维图像。

三、Micro-CT 优缺点

（一）优势

（1）非破坏性：Micro-CT 技术不需要对待测样本进行切割或处理，可以实现非破坏性的三维成像。

（2）高分辨率：Micro-CT 技术可以实现高分辨率图像重建，能够观察到微小的细节结构。

（3）三维信息：Micro-CT 技术能够提供样本的三维内部结构信息，为研究和分析提供更全面的数据。

（二）局限性

（1）辐射暴露风险：Micro-CT 技术采用 X 线成像，高剂量辐射会对生物样本有一定影响。

（2）样本尺寸限制：Micro-CT 技术对待测样本的尺寸有一定要求，样本过大或过小都会对成像效果造成影响。

（3）成像时间：Micro-CT 技术的成像时间较长，特别是对于高分辨率成像，需要较长的时间来获取图像。

四、Micro-CT 在骨成像及定量分析方面的应用

由于 Micro-CT 成像是少数能够提供硬组织矿物质含量和密度信息的成像技术之一，因此，其在牙及骨等硬组织发育不良和矿化不全等疾病的研究中尤为重要，特别是在疾病进展和治疗效果的评估方面，因为它是少数能够提供硬组织矿物质含量和密度信息的成像技术之一。通过高分辨率显微 CT 测量这些变化，有助于开发临床治疗药物及深入研究其分子机制。

五、Micro-CT 使用方法

Micro-CT 动物实验的具体流程包括前期准备、Micro-CT 扫描和结果分析。

（一）前期准备

在扫描前找出标本的准确摆放位置。

（二）Micro-CT 扫描

通常在采用高分辨率 X 线成像技术进行扫描的过程中，需要将标本放置在合适的位置上，并通过微调节器进行微调，以确保标本处于最佳扫描角度。

（三）结果分析

经过 Micro-CT 扫描，可以得到硬组织的三维重构图像，这些图像可以用来测量样本的体积、直径、长度、密度和组织结构等信息（图 7-4，见彩图 7-4）。

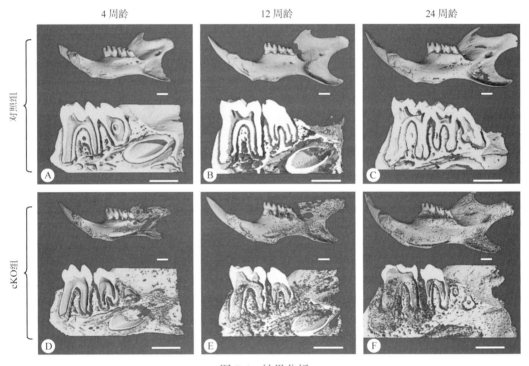

图 7-4　结果分析

A～C 分别为 4 周龄、12 周龄、24 周龄对照组小鼠下颌骨图像；D～F 分别为 4 周龄、12 周龄、24 周龄实验组 *Fam20c* 缺失小鼠（cKO 组）下颌骨图像（标尺刻度均为 1mm）

第三节　扫描电子显微镜成像

一、扫描电子显微镜简介

扫描电子显微镜（简称"扫描电镜"）是一种特殊的电子显微镜，它是利用电子束来扫描样本的表面，从而获得样本的详细信息。扫描电镜能够呈现样本表面的高清晰度三维图像，因此成为研究和鉴定样本表面特征的重要工具（图 7-5）。

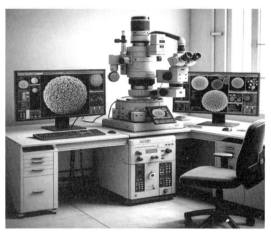

图 7-5　扫描电子显微镜

在扫描电镜中，电子束不会直接穿透样本。扫描电镜采用极细的电子束逐点逐行扫描样本表面，通过对样本表面微小区域的精确照射，生成表面的高分辨率图像。当电子束照射到样本时，样本表面会产生二次电子。这些电子会被显微镜捕捉，并由旁边的闪烁晶体收集。在显像管内，二次电子被进一步放大和调节，从而调整显像管荧光屏的明暗程度，最终形成样本表面三维结构的图像。在电子探针对样本表面进行快速扫描的过程中，样本表面会产生二次电子。这些电子的数量与样本的物质属性及其表面的凸凹关系有关。扫描电镜的信号检测系统与扫描进程严格同步，逐行逐点对应收集反射的二次电子，并将收集到的二次电子转化为阴极射线管的电子束，这样就可以将所扫描的生物材料的表面形态完整地显示在荧光屏上。

为了使样本表面发射出二次电子，在样本固定、脱水后，要喷涂上一层重金属微粒，重金属在电子束的轰击下会发出二次电子信号。

扫描电镜图像立体感强，景深长，观察区域较宽。目前，扫描电镜的分辨率已达0.2nm，放大倍数可达几十万倍甚至几千万倍，现已被广泛应用于生物医学和材料科学研究（图 7-6，见彩图 7-6）。

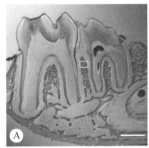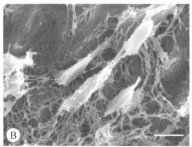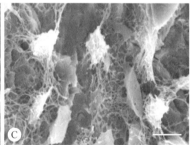

图 7-6　从 4 周龄小鼠牙槽骨分叉区拍摄的扫描电镜图片

A. 牙槽骨分叉区图（标尺 500μm）；B. 牙槽骨分叉区放大图（蓝色框区域；标尺 10μm）；C. 牙间隔牙槽骨区放大图（黄色框区域；标尺 10μm）

二、口腔硬组织扫描电镜的样本制备

扫描电镜的样本在电子显微镜管中处于真空状态。大多数生物样本是柔软的，含有大量的水分，硬组织虽然含水量极少但也需要进行真空干燥。因此，在扫描电镜观察之前要进行相应的生物样本处理。

含有较多水分的软组织，如大多数动植物器官、组织和细胞等，在施加金属涂层之前，通常需要进行固定、脱水、干燥等处理，如果不做处理或处理不当，将会造成样本损坏和变形，进而误导观察结果，因此每一步处理都需要注意。

扫描电镜样本的前处理主要包括样本表面清洁、固定、漂洗和脱水等过程。

（一）样本打磨抛光处理过程

1. 砂纸打磨样本

（1）将400目（P800）的砂纸放在平整的桌面上，将样本的组织面沿同一方向在砂纸上打磨4次，然后用自来水彻底清洗干净，保证组织面无异物。

（2）用600目（P1200）的砂纸通过上述方式打磨8次，然后用自来水彻底清洗。

（3）用800目（P2400）的砂纸通过上述方式打磨5min，然后用自来水彻底清洗。

（4）用1200目（P4000）的砂纸通过上述方式打磨10min，然后用自来水彻底清洗。

2. 用摩擦剂在微绒布上抛光样本

滴加摩擦剂悬浮液2滴；在绒布上按顺时针或逆时针方向抛光3min；使用流动去离子水彻底清洗，保证组织面无异物。重复3次上述步骤。

3. 抛光后超声波清洗

将打磨抛光完毕的样本的组织面朝上，放在小玻璃烧杯中；然后加去离子水至液体没过组织面；最后，将装有样本的小烧杯放入超声振荡仪进行超声波清洗10s。

4. 酸蚀处理

（1）酸蚀：使用移液管在样本表面添加100μl的37%磷酸溶液，并确保整个组织已被彻底覆盖（根据动物年龄的不同，反应时间可能不同，对于3月龄的小鼠，建议时间为8s）。

（2）清洗：去离子水浸泡3min，清洗3次（将样本小心转移到不同的洗涤容器中，使其组织面朝上，样本面不要接触容器表面，也不要让去离子水直接流到样本表面）。

（3）5.25%次氯酸钠试剂浸泡25min：将300ml次氯酸钠加入500ml容器中，然后将样本面朝上轻轻转移到容器中，不要接触样本表面浸泡 15min，最后再漂白 10min。

（4）清洗：去离子水浸泡 3min，清洗 3 次（将样本小心转移到不同的洗涤容器中）。

（5）将样本置于真空中过夜保存（至少一晚）。

（6）镀金。

（二）扫描电镜的镀膜过程

1. 镀金简易流程

（1）将样本正面朝上置于样本架上。

（2）将工作镀金舱置于样本台上。关闭舱室顶部的气体出口阀，使舱室关紧。

（3）打开电源：选择真空及镀金程序。

（4）打开氩气阀。

（5）等待达到 100mbar 真空状态。

（6）打开"排气"阀，直至数值上升到"2"，按下"测试"按钮，将"等离子体电流"设置为 18mA。

（7）按下"启动"按钮，金会自动喷到样本上。

（8）关闭电源及真空泵。

（9）关闭氩气阀。

（10）关闭换气装置。

（11）慢慢关闭换气阀门，对舱室系统进行通风。

（12）从工作舱中取出样本，用纸巾清洁舱室内表面，直至其变干净。

（13）将工作舱放回工作站。

2. 镀碳简易流程

（1）将样本正面朝上置于样品架上，从左到右垂直放置。

（2）检查镜头，确认碳纤维没有断裂。如果损坏，须及时更换。

（3）将工作镀碳舱置于样本台上，关闭气体出口阀，使舱室关紧。

（4）将 2 个电极放回舱室头部。

（5）检查"电压"控制是否设置为"0"。

（6）检查"开关"是否处于中间"关闭"位置。

（7）检查"排气"阀是否关闭。

（8）打开电源：选择真空及镀碳程序。

（9）等待达到 80mbar 真空状态，然后将旋转开关切换到"CONT"位置。

（10）逐渐增加电压值，直至碳纤维发出暗红色（增加电压后，真空度最初会下降，然后会恢复至 80mbar)。

（11）当真空度恢复至 80mbar 时，将旋转开关切换到"PULSE"位置。

（12）将电压控制转至"5.5"。

（13）按住"PULSE"按钮 1s，然后松开 9s，重复此操作 4～5 次，直至纤维丝断开（断开后电流停止流动）。

更换纤维丝，然后重复上述步骤，直至新的纤维丝断裂。样本已准备好进行扫描电镜检查。

（14）将电压控制转至"0"，并将开关切换至"关闭"位置。

（15）关闭电源及真空泵。

（16）慢慢关闭换气阀门，对舱室系统进行通风。

（17）从工作舱中取出样本，用纸巾清洁舱室内表面，直至其变干净。

（18）将工作舱放回托盘。

注意：实验过程中应根据不同型号的机器说明书，严格按照流程操作。

（三）样本的干燥

在生物样本制备过程中，干燥环节至关重要。一方面，此环节可能导致样本收缩；另一方面，水的表面张力也会极大程度改变样本的外观，这对于扫描电镜的样本观察极为不利。在扫描电镜的样本准备中，建议采用低表面张力的乙醇来替换高表面张力的水，这样在干燥时对样本外观的影响就较为轻微。接下来，采用特定方法尝试从样本表面移除乙醇，使其表面张力降至极低水平，这个过程称为干燥。目前，常用的干燥技术包括空气干燥法、临界点干燥法、冷冻干燥法、真空干燥法等。

1. 空气干燥法（自然干燥法）

空气干燥法是指将处理过的、已脱水的样本置于空气中，使得脱水剂能够慢慢地蒸发并干燥。

2. 临界点干燥法

（1）固定脱水：按透射电镜常规制样方法进行。

（2）纯丙酮置换乙醇：将样本经乙醇脱水至样本完全去除水分，随后用纯丙酮替代乙醇 15～20min。

（3）中间液处理：在用丙酮替代乙醇后，用乙酸异戊酯处理 15～80min（也可以过夜）置换丙酮。

（4）装样：将处理后的样本加入样本池，用滤纸吸除样本笼旁边的乙酸异戊酯，接着把样本转移到设备的样本容器（高压容器）里，然后封上容器盖并旋紧以确保无泄漏。

（5）注入液体二氧化碳：依次打开二氧化碳气瓶排气阀和仪表进气阀，0～10℃下将液态二氧化碳注入样品杯中。

（6）漂洗：向样品杯中充入液态二氧化碳，直至其体积达到样品杯容积的 50%时，关闭仪器进气阀，静置 15～20min，使乙酸异戊酯完全扩散到液态二氧化碳中，然后打开仪表流量计阀和进气阀，使得在乙酸异戊酯耗尽时样品杯内充满液态二氧化碳，并保持此状态 10min，随后关闭排气阀；继续向样品杯中填充液态二氧化碳至样品杯容积的 80%左右，关闭进气阀并停止填充。

（7）加温置换：将温度设定为 20℃，15～20min 后，由于温度升高，杯中的液态二氧化碳逐渐蒸发，压力也升至 7000Pa 左右，样本中的乙酸异戊酯将完全被二氧化碳取代。

（8）汽化：将温度调节器旋转至 35～40℃及以上。随温度升高，样品杯的内部压力也会逐渐增大，直至达到二氧化碳的临界状态，此时气液界面消失。当压力增至 7134Pa 时，静置 5min 后开始进行排放。

（9）排气：在保持恒温（即不关闭电源）的前提下，慢慢地调整流量计的排气阀，使其保持在 1.0 的位置，经过 60min 的排气后，样品杯的压力减至 0。随后，将温度调整为与室温相近，大约 5min 后，即可提取经过镀膜处理的样本。如果不马上使用，建议将样本存放在干燥机内。

3. 冷冻干燥法

（1）含水样本的冷冻干燥

1）取材固定：按常规方法进行。

2）冰冻保护剂渗透：将样本浸入 10%～20%二甲基亚砜（DMSO）溶液或 15%～40%甘油水溶液中，或在氯仿中浸泡数小时。

3）骤冷：快速将经过保护剂处理的样本放入液氮预冷至–150℃的氟利昂 12 或氟利昂 22 冷冻液中，从而迅速冻结样本中的水分。

4）升华干燥：将已骤冷冻结的样本移至冷冻干燥器内已预冷的样本台上（保持–70℃以下），抽真空（真空度为 0.1～10Pa），经几小时或数天后，样本即达到干燥。

5）装台镀膜：先将冷冻干燥器的样本台加热至室温，对干燥器进行放气处理，取出样本迅速完成装台、粘样，送入镀膜仪中镀膜。

（2）样本脱水后的冷冻干燥

1）氟利昂 TF 冷冻干燥法：首先，按照标准方法进行固定和脱水。通过氟利昂 TF 与乙醇的混合液，将样本逐渐转移至 100%氟利昂 TF 中。然后，将样本置入液氮中进行冷冻。随后，将样本放置在预先冷却的铝支架上，并转移至真空喷涂设备内进行抽真空

（真空度大约 1Pa），10～20min 后可完全干燥。经过约 90min，铝支架恢复至室温，此时可取出样本，进行后续安装、涂层处理及观察分析。

2）乙腈真空干燥法：首先，按照标准程序进行样本的固定和洗涤。接着，使用梯度浓度乙腈溶液（50%～100%）进行脱水处理，每个浓度处理 20min。然后，将大约 1ml 乙腈添加到铝容器中，并放入样本。随后，将该容器放入真空设备中进行抽真空。由于乙腈挥发迅速，容器会急剧降温，导致乙腈固化为冰状。继续保持抽真空使乙腈升华，经过 30min 后，样本达到完全干燥。最后，当容器恢复至室温时，即可取出样本并按步骤涂覆，准备进行观察。此技术的特点是依靠乙腈的冷却和固化属性进行独特的干燥处理。

（四）表面导电处理

1. 金属镀膜法

离子溅射涂层技术：在低压环境中产生的辉光放电现象会导致离子撞击阴极金属，引发金属物质的飞溅，这一现象被称为溅射。利用离子溅射设备对样本施加金属涂层的过程称为溅射涂层。这种设备的构造简单，主要包括真空系统（包含真空泵）和溅射系统（有真空罩）。在真空罩内，阴极和阳极呈相对设置，而阴极朝向阳极的部分安装有金属溅射目标（如金、铅、铂或钯等目标材料）。样本则被置于阳极的专用样本架上。当真空罩内的真空度达到 1～10Pa 时，于阴极和阳极之间施加 1000～3000V 的直流电压，形成电弧场。在此电场影响下，罩内的剩余气体分子电离，形成正离子和电子。正离子被吸引至阴极，与金属目标发生碰撞，从而释放金属粒子和电子。这些金属粒子则被阳极吸引，附着在样本表面，形成导电的金属薄膜。

2. 组织导电法

单宁酸-锇酸导电法：将样本置于 2%～4% 单宁水溶液中。若是为了观察样本外部形态，应浸泡 30min；而观察内部细节时，需浸泡长达 8h。中途可以考虑替换一次溶液。之后，用磷酸盐缓冲液进行彻底清洗，接着在 1% 锇酸液中进行 2～4h 的固定，并再次用磷酸盐缓冲液清洗。最后，按照标准程序进行脱水和干燥处理。

（五）实验注意事项

（1）在样本制备过程中，应防止样本污染和损伤，以尽可能保持样本原有结构。二甲胂酸钠缓冲液有异味和毒性，配制和使用时要格外小心。应在防护罩内进行配制，避免试剂与皮肤直接接触，避免被吸入呼吸道。

（2）在进行样本脱水和干燥处理时，应尽量避免因样本收缩产生的误导现象。

（吴传彬　李木子）

参 考 文 献

何伟，卢毓华，王海舟，2023. 高通量（场发射）扫描电子显微镜技术进展[J]. 电子显微学报，42（2）：230-237.

李斗星，2004. 透射电子显微学的新进展 I 透射电子显微镜及相关部件的发展及应用[J]. 电子显微学报，23（3）：269-277.

李向党，1998. 一种快速简便的扫描电镜样品制备法[J]. 电子显微学报，17（4）：341-342.

陶忠芬，蔡永国，杨仕明，2005. 树突状细胞扫描电镜样本制备方法[J]. 第三军医大学学报，27（12）：1299-1300.

田中敬一，永谷隆，1984. 图解扫描电子显微镜：生物样品制备[M]. 李文镇译. 北京：科学出版社.

吴晓京，2002. 透射电子显微镜[J]. 广州化学，29（3）：33-35.

肖媛，李婷婷，周芳，等，2015. 冷冻扫描电镜及其在生命科学研究中的应用[J]. 电子显微学报，34（5）：447-451.

杨彩婷，2015. 水生动物冷冻扫描电镜技术研究[D]. 上海：华东师范大学.

杨怡，张学敏，张德添，等，2000. 透射电镜生物样品冷冻置换技术方法[C]//面向二十一世纪的生物医学体视学和军事病理学论文摘要汇编. 北京.

赵孟良，任延靖，2021. 扫描电子显微镜在植物中的应用研究进展[J]. 电子显微学报，40（2）：197-202.

朱良奎，2015. 结晶微孔材料的透射电子显微分析[D]. 长春：吉林大学.

第八章 蛋白质提取及 Western blot 操作流程

蛋白质作为生命体中至关重要的分子，在细胞增殖、呼吸及分化等诸多过程中扮演着关键角色。研究蛋白质的重要作用，可以帮助人们理解生命体内许多生物学作用的机制，比如代谢、信号传递、细胞生长、免疫应答及迁移等。在新型药物的开发研究中，研究蛋白质的分子结构及生理学作用可以帮助我们理解疾病的发生机制，并为开发更加高效、准确的治疗方法提供理论依据。除此之外，蛋白质是基因转录、翻译后的重要产物，对蛋白质的研究可以拓宽人们对基因功能的理解，还有助于蛋白质改造等生物工程的发展。

因此，蛋白质的提取及定量实验、蛋白质印迹法（Western blot，WB）是分子生物学的重要实验操作之一。本章将对细胞及组织蛋白提取、Western blot 实验流程及注意事项进行详细介绍。

第一节 组织及细胞蛋白质提取

一、蛋白质提取的原理及重点

在分子生物学研究中，对于组织和培养细胞进行蛋白质提取时，最关键的原理在于细胞膜和核膜破碎及蛋白质溶解。在该实验的操作过程中，实验者既要保留蛋白质的生物活性，又要将蛋白质与其他物质分离开，同时要尽力提高蛋白质的浓度。因此，为了避免蛋白质降解和变性这种不可逆变化，需要时刻注意温度、pH、离子浓度等对蛋白质活性的影响。操作过程中以不影响/破坏蛋白质活性为基础目标进行。

二、蛋白质提取流程

（一）获取样本

在进行某种蛋白的提取时，应当优先选取蛋白质含量较为丰富且易于获取的样本。通常而言，用于蛋白质提取的样本是经过前期实验处理的组织或细胞。随后，将通过 Western blot 实验进行半定量分析，以此来说明先前实验的目的，或者验证所期望得到的实验结果。

（二）分离目的细胞或组织成分并破碎

将目的细胞从培养容器或组织中分离出来，利用蛋白质的物理化学性质，在不破坏蛋白质生物活性的条件下，采用机械和非机械法将细胞膜和核膜破碎，将胞内的蛋白质释放出来，并进行高速分离除杂。

（三）加入合适的裂解液

可根据蛋白质的定位选择蛋白裂解液（表 8-1）。

表 8-1　蛋白裂解液选择参考

蛋白质定位	裂解液推荐
全细胞	NP-40 或 RIPA
细胞质（可溶性蛋白）	Tris·HCl
细胞质（细胞骨架等不溶性蛋白）	Tris·Triton
细胞膜	NP-40 或 RIPA
细胞核	RIPA
线粒体	RIPA

（四）离心，提取上清液

蛋白质经蛋白裂解液作用后，细胞、蛋白质及其他物质会混合在一起。为了分离蛋白质和细胞器，获得较纯的目标蛋白，可以通过离心去除沉淀杂质和不需要的物质，获取纯化的蛋白。

（五）取少量样本，加入定量试剂

在进行下一步 Western blot 实验前，需要对提取的蛋白进行定量，以确定浓度，计算上样量。最常用的方法是二喹啉甲酸（bicinchoninic acid，BCA）蛋白定量法。

（六）采取相应的方法检测蛋白质浓度

1. 凯式定氮法

凯式定氮法是基于蛋白质的含氮量基本恒定（约 16%）的原理。实验室常采用硫酸消化样本，将有机氮转变为硫酸铵$[(NH_4)_2SO_4]$，再经蒸馏可释放出氨气（NH_3），并使用定量的硼胶溶液吸收。最后，加入盐酸或硫酸溶液滴定，通过耗酸量计算样本中的含氮量，进而计算出蛋白质总量。

2. 福林-酚试剂法

福林-酚试剂法（Lowry 法）的检测原理是福林酚试剂中的磷铝酸-磷钨酸可被蛋白

质中的氨基酸还原，生成一种呈深蓝色的混合物，其颜色深浅与蛋白质浓度呈正相关。此方法可检测的蛋白质浓度范围是 25～250μg/ml，且操作简单、灵敏度高。

3. 紫外分光光度法

紫外分光光度法是利用蛋白质在 280nm 波长处存在最大吸收峰，并在一定范围内，蛋白质溶液的吸光度与其浓度成正比，通过测定蛋白质溶液的吸光度来推算其浓度的方法。

4. 二喹啉甲酸（BCA）法

BCA 法依据蛋白质在碱性溶液中可将 Cu^{2+} 还原成 Cu^+，随后 Cu^+ 与 BCA 试剂中的 2, 2-联喹啉-4, 4-二甲酸二钠特异性结合，生成紫色络合物，该物质在 562nm 波长处具有最大吸收峰，其吸光度越高，提示蛋白质浓度越高。

5. Bradford 蛋白分析法

Bradford 蛋白分析法又称考马斯亮蓝法。考马斯亮蓝 G250 与蛋白质中的碱性氨基酸结合后，颜色由棕红变为蓝色，此时溶液的最大吸收峰值由 465nm 移至 595nm。在一定的蛋白质浓度区间内，该吸收峰值的变化量与蛋白质含量紧密相关，通过精确测定这一改变量，便能准确推算出样品中的蛋白质含量。使用该法时要注意去污剂、Tris、十二烷基硫酸钠（SDS）、硫酸铵对结果的影响。

三、软组织蛋白的提取

软组织是指体内未因骨化或矿化过程而硬化的组织。口腔中（牙龈、牙周膜、口腔黏膜及舌）的蛋白质可能与某些疾病的病理改变相关。例如，牙龈蛋白酶 K 的表达强度与青春期龈炎的牙龈炎症性出血、龈沟出血指数呈正相关；牙龈组织中 p53 和 Bcl2 蛋白表达增强，提示这两种蛋白在环孢素和硝苯地平所引发的牙龈增生的发病中起重要作用；在口腔癌前病损的发展进程中，分层蛋白 Stratifin、YWHAZ 及异质核核糖核蛋白 K（hnRNPK）的表达水平呈现出显著的上调趋势。相较于正常口腔组织，这三种蛋白在癌前病损组织内的含量大幅增加，表明它们可能在口腔癌前病变的发生与发展过程中发挥关键作用；口腔鳞癌细胞中的膜联蛋白 A1（annexin A1）、热休克蛋白 27（heat shock protein 27，HSP27）、丝氨酸蛋白酶抑制剂 clade B5 及过氧化物歧化酶 2（superoxide dismutase 2，SOD2）的表达与正常组织差异明显。

（一）组织总蛋白提取

（1）取少量组织块，洗净后置于 1～2ml 匀浆器中，用干净的剪刀将其剪成 1～2g

重的碎片。

（2）加入 400μl 含有苯甲基磺酰氟（PMSF）的 RIPA 裂解液，匀浆后置于冰上。

（3）静置 5min，重复以上操作，直至组织被匀浆器完全混匀。

（4）在冰上裂解 30min 后，将含有细胞的裂解体系转移至 1.5ml 无酶离心管中。

（5）打开离心机，在 4℃条件下调整转速为 12 000r/min，离心 15min。

（6）取上清分装于 0.5ml 离心管中并储存于–20℃条件下。

（二）贴壁细胞总蛋白的提取

（1）用滴管尽量吸净培养液，残余少量培养液可用移液枪进行吸取。

（2）取清洁的滴管，加入 3ml 4℃下预冷的无菌 PBS，拧好瓶盖，平放培养瓶，采用十字交叉法上下左右轻轻摇动 1min 以洗涤细胞，然后弃去 PBS。再次加入无菌 PBS，重复上述操作，洗涤细胞 3 次，最后一次可适量增加 PBS 的量。

（3）将 100×PMSF 按照裂解液与蛋白酶抑制剂 100∶1 的比例加入，混匀后加入细胞中并置于冰上裂解。

（4）使用移液器抽吸裂解液并使其与细胞充分接触，用无其他样本及杂质污染的细胞刮按照同一方向将细胞刮下，收集并移至 1.5ml 离心管中，同时做好相应标记。

（5）将离心机提前预冷，配平后，旋好盖子，4℃下 12 000r/min 离心 15min。

（6）上清液即为提取的蛋白质样本，应将其妥善存放于–20℃环境中备用。

（三）悬浮细胞总蛋白质的提取

（1）将离心管于 2500r/min 离心 10min 收集细胞沉淀，弃去上清液。

（2）配制含蛋白酶抑制剂的蛋白质提取工作液。

（3）对于 6 孔板，按每孔 100～200μl 加入含蛋白酶抑制剂的裂解工作液。

（4）轻轻摇晃 15min 进行细胞裂解。

（5）使用预冷的离心机在 4℃条件下以 12 000～14 000r/min 离心 15min；收集上清液并保存于–80℃条件下。

（四）核蛋白和胞质蛋白的提取

可以使用相应的蛋白抽提试剂盒提取核蛋白和胞质蛋白。

（1）取大约 $5×10^6$ 个细胞于离心管中，在 500g、4℃条件下离心 2～3min，收集细胞沉淀。

（2）用预冷的 PBS 洗涤细胞 2 次。

（3）向每 20μl 冷却的 Buffer A 中加入 0.2μl 蛋白酶抑制剂混合物混合，高速涡旋振荡 15s，之后将其静置于冰上 10min。

（4）涡旋振荡 5s，然后使用离心机在 4℃、16 000g 条件下离心 5min。

（5）离心后胞质蛋白处于上清液中，随后吸取上清液并置于–80℃冰箱保存备用。

（6）将 200μl 预冷的 Buffer B 和 2μl 蛋白酶抑制剂混合物重悬沉淀，随后涡旋振荡 15s 混匀。

（7）于冰上裂解 40min，并且每隔 10min 高速涡旋振荡 15s。

（8）使用预冷的离心机在 4℃、16 000g 条件下离心 10min。

（9）收集含有核蛋白的上清液。

（五）胞外蛋白的提取

（1）离心沉淀细胞后，取适量上清液，并向其中加入 300μl 100% 三氯乙酸（trichloroacetic acid，TCA）作为反应基准。

（2）将上述溶液体系置于 4℃条件下沉淀 4～8h，然后在 4℃下以 10 000r/min 离心 30min，缓慢去掉上清液后加入丙酮洗涤沉淀。

（3）用一定体积的 TE 缓冲液或 PBS 溶液溶解沉淀。

四、硬组织蛋白的提取

硬组织是指人体内具有一定硬度和经过矿化的组织，主要包括骨组织和牙齿组织。硬组织蛋白的提取是指将骨组织或牙齿组织通过研磨、锤凿成粉末状等后，经提取液作用后释放出硬组织蛋白的过程。

（一）牙本质/骨组织中提取蛋白质的常用方法

1. 单纯研磨法

将适量骨组织放入盛有液氮的研钵中，然后将骨组织研磨成粉末状，并分装于 1.5ml 离心管中。步骤大致如下：按照 200μl 蛋白裂解液、100mg 骨组织的比例加入蛋白裂解液，混匀后在 4℃条件下振荡 30min（这样蛋白质提取效果可能更好）。然后，用移液器将上清液转移至新的 EP 管中，在 4℃离心机中以 12 000r/min 离心 15min。将含有骨组织蛋白的上清液转移至新的 EP 管中并放于–80℃冰箱中保存。

2. 单纯锤击法

称取适量骨组织块，装于含有液氮的专用容器中，用粉碎机将骨组织捶打成细小碎块状，操作过程中保证组织浸于液氮中，收集混合物备用。

3. 锤击加研磨法

称取适量骨组织块，装于含有液氮的研钵中，采用锤式组织粉碎器将骨组织碎块磨成细粉状，操作过程中保证组织浸在液氮中。然后收集粉末状骨组织置于 1.5ml 的 EP 管中，其后操作步骤同上。

（二）牙本质/骨组织中的蛋白质提取

骨组织和牙本质细胞外基质中含量较多的是胶原蛋白和非胶原蛋白，这些蛋白与骨矿化和硬度密切相关。实验中提取胶原蛋白及非胶原蛋白可用于研究骨相关疾病。

1. 牙本质/骨组织中非胶原蛋白的提取

（1）取适量实验动物的骨组织，尽量去除附着于其上的软组织并将之浸泡于冷的 PBS（pH=7.4）中，之后用新鲜 PBS 再次充分浸泡，去除红细胞和血液，然后使用液氮将矿化组织研磨成粉末状并称重。

（2）配制缓冲液（4mol/L 盐酸胍、50mmol/L 乙酸钠、5mmol/L 苄脒盐酸盐、5mmol/L N-乙基马来酰亚胺、0.1mol/L 6-氨基乙酸，pH=5.8），将冷冻骨粉加入 10 倍体积的缓冲液中，使用磁力搅拌器搅拌均匀后放置于 4℃过夜，离心并收集上清液。

（3）将沉淀加入 30 倍体积含有 EDTA 的缓冲溶液中搅拌，放置于 4℃条件下过夜，再次离心并收集上清液。

（4）浓缩上清液，并将最终的溶液体系（即浓缩后的上清液）置换为 pH=5.8 不含 EDTA 的缓冲液。

（5）用 7mol/L 尿素、20mmol/L Tris·HCl、0.05～0.1mol/L NaCl 混合液洗涤，取层析样本数份。加入含 0.3mol/L 盐酸胍的 95%乙醇或 pH=4.7 乙酸钠沉淀蛋白质，再于 4℃下以 10 000r/min 离心 30min，小心去除上清液并收集沉淀。

2. 牙本质/骨组织中胶原蛋白的提取

牙本质由有机物和无机物构成，Ⅰ型胶原构成牙本质有机成分的主体，参与牙本质等矿化组织的形成。牙本质/骨组织中的胶原蛋白提取方法受限，既要完成脱矿，又要保持胶原性质不变，提取方法还需进一步改进和完善。

（三）软组织蛋白提取和硬组织蛋白提取的不同之处

（1）在软组织前期处理阶段，需要保证尽量去除骨骼等硬组织。对于软组织，则采取较为温和的处理方式，具体包括使用匀浆器将软组织匀浆化，加入裂解液完全裂解软组织后，经离心即可得到相应的软组织蛋白上清液。值得注意的是，软组织较为柔软，匀浆时要避免过度处理，以及减少高速匀浆产生的热量导致的蛋白质降解。

（2）动物体内骨骼等硬组织在蛋白提取前，需要进行相应的预处理，即去除硬组织块中的血细胞或血液等，然后用生理盐水/PBS 浸泡骨骼等硬组织。由于骨骼等硬组织质地坚硬，需要使用更复杂的方法使其破碎，如液氮研磨法、超声波破碎法等。在破碎硬组织的操作中也应避免温度过高，以免造成蛋白质降解。

五、细菌蛋白的提取

口腔环境中的细菌蛋白对疾病进展具有指向性。例如，葡萄糖基转移酶（GTF）、葡聚糖结合蛋白（GBP）与细菌的黏附过程和致龋作用有关；牙龈卟啉单胞菌 prtC 蛋白与Ⅰ型胶原蛋白降解有关；粪肠球菌与白念珠菌联合作用可使生物膜调节器 1（ROB1）、非二酪氨酸 80（NDT80）、生物膜重调器 1（BRG1）及凝集素样序列 3（ALS3）蛋白基因表达上调，与慢性根尖周炎经久不愈密切相关。

提取细菌蛋白的具体步骤如下：

（1）配制裂解液：50mmol/L Tris·HCl + 2mmol/L EDTA + 100mmol/L NaCl + 0.5% Triton X-100，pH 调至8.5～9.0；配制裂解液时需加入蛋白酶抑制剂PMSF（终浓度100μg/ml）及溶菌酶（终浓度 1μg/ml），按照每 10～50mg 组织加入 1g 裂解液的比例进行添加。

（2）使用预冷的离心机在 4℃下以 12 000r/min 离心 15min，收集菌体沉淀，用 PBS 重悬洗涤 2 遍后，加入 1ml 裂解液裂解细菌体，使蛋白释放出来。

（3）超声处理菌体 20min，直至菌液变清澈或变色，为了消除核酸对蛋白的污染，可加入核酸酶。

（4）于 1000r/min 离心 5min，去掉细胞碎片，留上清液。

六、细胞蛋白的提取

对于培养细胞样本，其细胞蛋白的提取步骤如下：

（1）取适量裂解液并于使用前数分钟加入 PMSF，使 PMSF 的最终浓度为 1mmol/L，或者根据实验需要及说明书加入适当的蛋白酶/磷酸酶抑制剂混合物。

1）对于贴壁细胞：首先需吸净完全培养基，用预冷的 PBS 或生理盐水洗涤一遍。一般情况下，向 6 孔板每孔中加入 100～200μl 裂解液，用移液器反复吹打，使裂解液和细胞充分接触，以便充分裂解细胞。

2）对于悬浮细胞：离心收集细胞，轻轻涡旋振荡或者轻弹管底把细胞分散开。一般情况下，向 6 孔板每孔中加入 100～200μl 裂解液。轻弹管底以充分裂解细胞。细胞数量较多时可分装为每管 5×10^5～1×10^6 个细胞，以便充分裂解细胞，充分裂解后应无明显的细胞沉淀。

（2）冰上静置裂解 15min，每 5min 通过涡旋振荡轻轻混匀一次，然后用 4℃离心机以 10 000～14 000r/min 离心 15min，取上清，即可进行后续的 PAGE 凝胶电泳实验、Western blot 实验、免疫沉淀实验和免疫共沉淀实验等操作。

七、蛋白质提取的注意事项

（1）低温条件下进行，所用试剂需 4℃下预冷。

（2）明确每次离心后需保留上清液还是沉淀。

（3）实验过程中需考虑温度和 pH 等外来因素对蛋白质活性的影响。

（4）根据实验需求加入酶抑制剂。

（5）为避免反复冻融及降低污染风险，所用试剂分装至多个小管冻存。

（6）为防止重金属对目标蛋白的破坏，影响蛋白的空间构型和生物学功能，加入 1～10mmol/L EDTA 金属螯合剂。

（7）使用超声处理时，将功率调至最低，并用冰水冷浴，探头一般在液面下 0.5cm 左右，避免产生过多泡沫，从而避免因产生空化效应影响蛋白质活性。

（8）提取过程中应防止蛋白质降解和丧失生物活性，所有操作应在冰盒或冷库条件下进行，条件允许的话，最好使用液氮来进一步保持低温状态。

（9）为使样本中的蛋白质充分溶解，应选择合适的裂解液，调至适宜的 pH 和温度。

（10）超声处理应在冰浴条件下进行，以免放热过多，必要时加入少量谷胱甘肽以防蛋白质结构改变。

（11）为避免蛋白质干扰，一般不推荐使用蛋白酶处理。蛋白裂解液与组织的比例为 2：1～3：1。

第二节　Western blot 操作流程

蛋白质印迹法（Western blot，WB）又称免疫印迹，是一种基于抗原抗体之间的特异性结合原理来检测某样本中目标蛋白相对表达情况的分子生物学实验方法。Western blot 是一种较为成熟的免疫生化技术，起源于聚丙烯酰胺凝胶电泳和固相免疫测定技术。由于 Western blot 同时具有聚丙烯酰胺凝胶电泳的高分辨力和固相免疫测定的高特异性及敏感性，现已成为蛋白质分析中的一种常规技术。Western blot 常用于测定某种目标蛋白的表达量，并能对目标蛋白进行半定量分析，结合化学发光检测技术，能够在相同条件下研究多个样本中同种目标蛋白的表达差异。

一、Western blot 实验原理

Western blot 是一种常用的蛋白质表达检测技术，利用聚丙烯酰胺凝胶电泳分离蛋白质，然后将其转移至聚偏二氟乙烯（polyvinylidene fluoride，PVDF）膜上，通过抗体检测目标蛋白的表达量。该技术能够保持蛋白质分离的原始结构和活性，并能通过底物

显色或放射自显影等方法，通过标记的二抗显色来检测目标蛋白的表达。此外，Western blot 还可以通过抗体与特定蛋白或多肽抗原的结合来引发免疫反应，并利用经酶或同位素标记的第二抗体来进行检测。

二、Western blot 应用范围

（一）检测细胞中目标蛋白的表达

通过 Western blot 技术可直接对干细胞分化、细胞自噬、细胞凋亡、周期蛋白表达、DNA 损伤修复等关键通路中的相关蛋白进行检测，并评估细胞或机体所处的生物学状态。

（二）对基因功能缺失的研究

通过敲减或过表达目的基因，并运用 Western blot 技术检测相关通路蛋白的表达变化，可以确定目的基因对目标蛋白的激活或抑制作用，探究信号通路的调控机制。

（三）研究目标蛋白的细胞定位

蛋白的分选、投递及其功能发挥是基因调控的结果，因此改变某些基因的活性，或对蛋白的化学修饰可能会影响其效应蛋白的转运，改变细胞核或细胞质中蛋白质的分布，引发不同的生物学效应。

（四）药物处理、代谢类研究

在细胞或动物水平进行药物处理后，通过提取蛋白质可以检测药物对细胞相关蛋白表达的影响，并可以就药物对细胞的毒性，以及药物在实验动物体内的代谢和分布情况进行相关研究，以促进新药开发或者药物的临床应用。

（五）蛋白相互作用类研究

通过 Western blot 实验可检测免疫共沉淀（Co-IP）、RNA 免疫沉淀（RIP）、染色质 RNA 纯化分离技术（CHIRP）等实验中的免疫沉淀产物，研究目标蛋白与其他蛋白、RNA 与蛋白之间的相互作用。

三、Western blot 实验步骤

（一）用品

1. 耗材

细胞刮、匀浆器、1.5ml 离心管、移液器、吸头、抗体孵育盒、搅拌子、电化学发

光（ECL）显色试剂盒、BCA 蛋白浓度测定试剂盒、吸水纸、玻璃板、梳子、四甲基乙二胺（TEMED）、96 孔板、聚偏二氟乙烯（PVDF）膜。

2. 仪器

电泳仪、电泳槽、1.5～2ml 高速离心机、电转槽、超声仪、制冰机、制胶架、摇床、涡旋振荡仪、掌上微量小离心机、凝胶成像仪、酶标仪、搅拌器。

3. 试剂

（1）电泳液：使用分析天平称取 1.0g 十二烷基硫酸钠（SDS）、14.4g 甘氨酸、3.03g 三羟甲基氨基甲烷（Tris）溶于 1L 双蒸水中，加入磁子搅拌 30min。

（2）电转液：用量筒量取 200ml 无水甲醇并加入 800ml 双蒸水混合均匀，然后称取 3.03g Tris、14.4g 甘氨酸，溶于双蒸水甲醇混合液中，加入大小合适的磁子搅拌 30min，确保充分混合。

（3）10×TBS：称取 8g 氯化钠、0.2g 氯化钾、3g Tris-base（或者使用 50ml pH= 7.5 1mol/L Tris·HCl 代替）溶解于 800ml 双蒸水中，最后补加双蒸水定容至 1L。

（4）10×TBST：将 1ml Tween-20 加入 100ml 10×TBS 缓冲溶液中，最后补加双蒸水定容至 1L 并混合均匀。1×TBST：取 100ml 10×TBST 缓冲溶液，补加双蒸水定容至 1L。

（5）5%脱脂奶封闭液：称取 2.5g 脱脂奶粉溶于 50ml 1×TBST 缓冲溶液中，涡旋振荡混匀，放置于 4℃ 条件下使用。

（6）5%抗体稀释液：称取 2.5g 牛血清白蛋白（BSA）溶于 50ml 1×TBST 缓冲溶液，涡旋振荡混匀，放置于 4℃ 条件下使用。

（7）30%丙烯酰胺：称取 29g 丙烯酰胺和 1g N-N'-亚甲基双丙烯酰胺溶于 30ml 双蒸水中，最后补加双蒸水至 100ml，可以用 0.45μm 滤膜过滤后避光 4℃ 保存。

（8）1.5mol/L Tris 溶液（pH=8.8）：称取 181.7g Tris 溶于 800ml 双蒸水中，然后用浓盐酸调整 pH 至 8.8，最后补加双蒸水定容至 1L。

（9）10% SDS：称取电泳级高纯度的 100g SDS 溶于 800ml 双蒸水中并加热至 68℃ 助溶，加入几滴浓盐酸调节溶液 pH 至 7.2，补加双蒸水定容至 1L，室温保存。

（10）10%过硫酸铵（ammonium persulfate，APS）：称取 0.1g 过硫酸铵溶于 1ml 双蒸水中，储存于 4℃ 条件下。注意：由于 10% APS 溶液在 4℃ 环境中超过 2 周会失去催化作用，因此该试剂最好每次少量配制。

（二）聚丙烯酰胺凝胶（PAAG）的选择及配制

1. PAAG 厚度的选择

一般情况下，凝胶厚度为 1.0mm 和 1.5mm，对于 Western blot 实验而言，较薄的凝胶蛋白转移效果较好，大分子量蛋白转移时，较薄凝胶转印效果优于较厚凝胶，但凝胶厚度越小，蛋白上样体积越小。实验者应根据自己的需求计算所需上样体积及选择合适厚度的 PAAG。

2. PAAG 中所需各种成分及其作用

（1）丙烯酰胺/双丙烯酰胺（Acr/Bis）：N, N'-亚甲基双丙烯酰胺作为交联剂，能使单体丙烯酰胺在水中聚合交联，形成丙烯酰胺直链与双丙烯酰胺的三维网状交联结构。

（2）Tris·HCl：可稳定电泳过程中电泳液的酸碱性。pH 对电泳有着至关重要的影响。

（3）SDS：能破坏蛋白质分子的二、三级结构，使分子去折叠，让体系中的蛋白质分子均匀地带上负电荷。在电泳的电场作用下，蛋白质会根据其分子量大小，按照不同的速率向凝胶的正极迁移，进而分离目标蛋白。这与蛋白质的带电量和结构、形状无关，并且存在于凝胶中的 SDS 能够确保蛋白质在整个凝胶电泳中保持荷载负电荷。

（4）过硫酸铵：化学聚合的催化剂，具有较高的氧化能力，可以在许多反应中起到强氧化剂的作用。

（5）N, N, N', N'-四甲基乙二胺（TEMED）：化学聚合的加速剂。在实验制备 PAAG 时，TEMED 能够催化 APS 产生自由基，加速聚丙烯酰胺的聚合交联反应。

3. 浓缩胶与分离胶

在 Western blot 蛋白电泳中，胶体可以分为浓缩胶和分离胶。浓缩胶能够使需要分离的蛋白质混合物均匀地聚集在浓缩胶和分离胶的分界线上，使所有蛋白质分子位于同一"起跑线"上进行分离，避免由于上样过程导致的蛋白质分散的情况，因而浓缩过程与蛋白质的分子量无关。分离胶则可以使分子量不同的蛋白质分离开，该过程仅与蛋白质的分子量有关。

4. PAAG 浓度的选择

不同的凝胶浓度拥有不同的蛋白质最佳分子量分离范围，实验者需要根据目标蛋白的分子量大小选择合适的凝胶浓度（表 8-2）。

表 8-2　凝胶浓度与蛋白质最佳分子量分离范围关系

凝胶浓度（%）	蛋白质最佳分子量分离范围（kDa）
6	50～150
8	30～90
10	20～80
12	12～60
15	10～40

5. 分离胶配制（总体积为 10ml，表 8-3）

表 8-3　不同浓度分离胶配制表

浓度（%）	双蒸水（ml）	30%丙烯酰胺（ml）	1.5mol/L Tris pH=8.8（ml）	10%SDS（ml）	10%APS（ml）	TEMED（μl）
6	5.3	2.0	2.5	0.1	0.1	8
8	4.6	2.7	2.5	0.1	0.1	6
10	4.1	3.3	2.5	0.1	0.1	6
12	3.3	4.0	2.5	0.1	0.1	4
15	2.3	5.0	2.5	0.1	0.1	4

注：配制分离胶时涉及多种有害试剂，实验人员需严格按照防护要求穿戴好实验服、防护眼镜、手套、口罩等。

6. 浓缩胶配制（总体积为 4ml，表 8-4）

表 8-4　5%浓缩胶配制表

双蒸水	2.5ml
30%丙烯酰胺	1.0ml
0.5mol/L Tris pH=6.8	1.3ml
10% SDS	50μl
10% APS	50μl
TEMED	4μl

注：除此之外，目前有多种试剂盒产品可以替代上述制胶过程，只需简单将试剂盒内成分混匀在一起就可以得到目的浓度的胶，如快速凝胶试剂盒等。

（三）详细步骤

1. 夹板及验漏

将两个玻璃板按照短板在内、长板在外的顺序放置在电泳槽架内，然后使用制胶架将两端夹紧。将双蒸水加入短板和长板之间形成的缝隙中，等待数分钟以观察是否漏液，如果没有漏液，用吸水纸将槽内水吸净后进行制胶，否则重新装置玻璃板（图 8-1）。

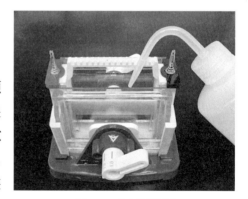

图 8-1　夹板及验漏

2. 灌胶及凝固

将完成验漏的制胶架放置在水平桌面上，要着重注意实验台的平整，凝胶的质量会影响后续操作。根据需求配制相应浓度的分离胶（按照表中的试剂依次加入，或采用快速凝胶试剂盒），通过涡旋振荡器充分混匀，用 1000μl 移液器吸取适当的下层胶溶液缓慢地注入两个玻璃板所形成的缝隙之中，最后加入无水乙醇/异丙醇进行液封，等待分离胶凝固。液封的目的是利用无水乙醇或异丙醇在分离胶上形成一个水平且平整的接触面，这有助于后续实验顺利进行。分离胶的高度一般位于样品梳下方1cm左右，并且随着温度的升高，凝胶时间会逐渐变短。

一般情况下，等待30~40min后分离胶凝固，可以观察到无水乙醇或异丙醇与分离胶之间形成一条折线，表明此时胶体大部分已凝固。此时，将上层的无水乙醇/异丙醇倒掉，并用吸水纸吸净凝胶槽内多余的液体。随后，按照上述浓缩胶配方表或快速凝胶试剂盒中的说明书配制浓缩胶，通过涡旋振荡器快速混匀，用 1000μl 移液器吸取适当的浓缩胶缓慢注入凝胶槽内，立即插入样品梳，等待30~40min使浓缩胶凝固。插入样品梳时要注意倾斜插入，不要垂直插入，以防形成气泡。

3. 样本准备

蛋白上样体系的配制是确保 Western blot 实验成功的关键步骤之一。实验人员应选取合适浓度的蛋白原液，与上样缓冲液均匀混合后进样。低浓度的蛋白质样本会使进样体积增大，进而导致实验失败。因此，在蛋白质提取阶段应尽量保证所得到的蛋白原液含高浓度蛋白。在计算上样量前需要测定蛋白质浓度。

（1）二喹啉甲酸（BCA）蛋白浓度测定实验原理：在碱性条件下，蛋白质可以将 Cu^{2+} 还原为 Cu^+。当 Cu^+ 与 BCA 试剂相互作用时，会形成一种紫色的水溶性复合物。该复合物在 562nm 处具有强烈的吸光性，吸光度与蛋白质浓度呈良好的线性关系。因此，可以通过测量吸光度来推算蛋白质的浓度，在广泛范围内可以得到准确的结果。这种方法可用于测定蛋白质浓度，并且重复性良好。

实验步骤：

1）梯度稀释牛血清白蛋白（BSA）标准品（表 8-5）。

表 8-5　牛血清白蛋白标准品稀释表

蛋白浓度（mg/ml）	0	0.025	0.05	0.1	0.2	0.3	0.4	0.5
BSA 标准液（μl）	0	1	2	4	8	12	16	20
PBS（μl）	20	19	18	16	2	8	4	0

2）按说明书制备 BCA 工作液。

3）将待测蛋白质样本和各个稀释浓度的蛋白质标准品加入 96 孔板中，参照试剂盒说明书在每孔中加入 BCA 工作液并混匀。

4）将 96 孔板置于 37℃环境中保温 30~60min。

5）冷却到室温后，以空白组为对照，测量蛋白质样本在 562nm 处吸光度。

6）将各个标准品和待测蛋白质样本吸光度减去空白标准品的吸光度，然后计算平均吸光度。

7）制作蛋白质浓度与吸光度的标准曲线，并计算待测样本的浓度。

根据酶标仪测定的吸光度与蛋白质浓度绘制标准曲线，如图 8-2 所示。

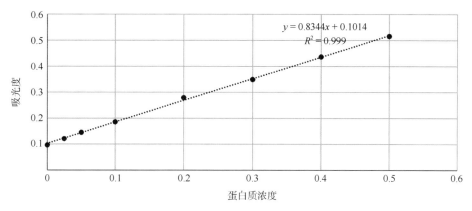

$$y = 0.8344x + 0.1014$$
$$R^2 = 0.999$$

图 8-2　蛋白质浓度标准曲线示意图

（2）上样体系配制

1）取 15～20μg 蛋白量对应体积的待测样本置入新的 1.5ml 离心管中。

2）按上述体积的 1/4 加入 5×上样缓冲液。

3）使用 1×上样缓冲液将所有样本调至相同的上样体积。

蛋白上样缓冲液的主要成分包括 Tris·HCl、SDS、甘油、β-巯基乙醇和溶液 pH 调节剂等，这些成分在蛋白上样缓冲液中各自发挥着重要的作用。Tris·HCl 是一种缓冲剂，可以维持缓冲液的 pH 稳定，使其在电泳过程中不会发生明显的变化。SDS 是一种表面活性剂，可以使蛋白质变成带有负电荷的线性分子，从而使其在电泳过程中按照分子大小进行分离。甘油是一种保湿剂，可以防止蛋白质在电泳过程中失去水分，从而保持其原有的结构和功能。β-巯基乙醇作为一种还原剂，可以将蛋白质中的二硫键还原为单硫键，从而使其在电泳过程中更容易分离。溶液 pH 调节剂可以调节缓冲液的 pH，使其适合于不同类型的蛋白质电泳分离。

4. 上样

将制胶架转移至电泳盒内，向电泳槽内部加满电泳液。然后沿垂直方向向上拔出样品梳，用微量移液器向凝胶孔中依次加入预染蛋白标志物（maker）、样本，通常情况下上样体积为 20μl。预染蛋白标志物是已知分子量的预染蛋白，不需要经上样缓冲液处理，通常取 5μl 直接加入样品孔中。要注意在上样过程中避免样本溢出或进入其他泳道，造成样本污染、样本体积不一导致的实验失败。除此之外，可以向空泳道加入与上样量相

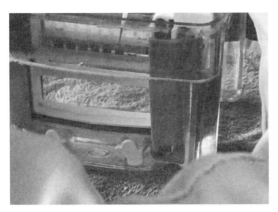

图 8-3　上样

至分离胶阶段，并且标志物条带分开后转至
示剂电泳至电泳槽底部即可停止（图 8-4，
见彩图 8-4）。

6. 转膜

利用凝胶表面的电场，将经过 SDS-PAGE 分离的蛋白样本，从凝胶转移到膜上。目前，有两种方式用于将蛋白质转移到 PVDF 膜上，即半干转和湿转。半干转适用于分子量较小的蛋白质，范围为 30～80kDa，其操作条件设定为恒流 $1mA/cm^2$，

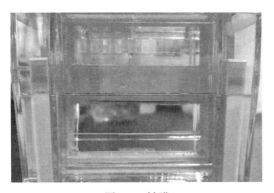

图 8-5　转膜

同的 $1\times$ 上样缓冲液，防止相邻泳道扩散至空泳道，以及上样量不一致导致的蛋白条带不齐等（图 8-3，见彩图 8-3）。

5. 电泳

补满电泳槽内部的电泳缓冲液，在外槽加入适量电泳缓冲液使电泳槽的内外在电流的作用下形成电场。样本在浓缩胶阶段要选择 80V 电压进行电泳，直至溴酚蓝指示剂及预染蛋白标志物向下电泳 120～150V 电压继续电泳，等待溴酚蓝指

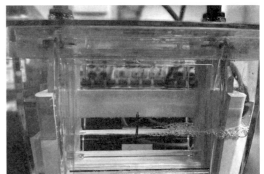

图 8-4　电泳

40～90min；湿转适用于分子量较大的蛋白质，通常使用恒流 300mA，持续时间在 100～150min 或更长（图 8-5，见彩图 8-5）。

PVDF 膜的选择：适用于 Western blot 实验的 PVDF 膜有 0.22μm 和 0.45μm 两种规格。一旦膜被浸湿，蛋白与膜之间得以充分接触从而实现结合，这种结合贯穿整个膜的厚度（深度）。结合能力的强弱是由膜孔的内部表面积来决定的。0.22μm PVDF 膜的内部表面积大约是 0.45μm PVDF 膜的 3 倍，故而其吸附能力更高。一般情况下，小分子量蛋白（<20kDa）选用 0.22μm PVDF 膜，而大分子量蛋白（>20kDa）可以选用 0.45μm PVDF 膜。

详细步骤：

下面以湿转为例，介绍其详细操作步骤。首先，将转印装置放入托盘内，并向托盘

内倒入约 1cm 高度的电转缓冲液。将转膜夹板的黑色板（负极端）放在下面，按照三明治结构放置一层海绵、两层滤纸、PAAG、PVDF 膜、两层滤纸、一层海绵，最后将白色夹板覆盖在海绵上方，并夹好固定装置。在转移 PVDF 膜时要着重注意凝胶和膜紧密接触，滚轮轻柔滚动以防产生气泡，否则将会导致实验失败。最后，将转印装置放入电转盒内，调整电流为 300mA，设置目标蛋白所需的转膜时间后，等待转膜结束。两端放置保护凝胶和吸膜的滤纸及海绵垫，这样可使带负电荷的蛋白从凝胶转移至 PVDF 膜上。

（1）将滤纸、PVDF 膜裁剪成 5cm×8cm 大小备用。

（2）将 PVDF 膜经无水甲醇浸泡 5min 后移入电转液中浸湿。

（3）取出备好的凝胶，用切胶板切成约 5cm×8cm 大小。

（4）将浸湿的滤纸放在凝胶上层，滚轮轻滚，按黑板、两层滤纸、PVDF 膜、凝胶、两层滤纸、白板顺序依次放置，避免产生气泡。

（5）电流调至 300mA，电转 100～150min，转膜过程中会产生大量的热量，为避免过热导致的蛋白降解，应将整个转膜装置浸没在冰浴中，减少热量造成的负面影响。

7. 封闭

转膜结束后，回收电转缓冲液（最多使用两次），将 PVDF 膜取出，可以根据预染蛋白标志物的位置来判断目标蛋白是否成功转移到 PVDF 膜上，切记装置不要装反，否则蛋白将会被转移至滤纸上，导致实验失败。

封闭的目的则是利用一些无关蛋白（牛血清白蛋白或脱脂奶粉）将膜的残余结合力饱和掉，避免一抗和膜发生非特异性结合、曝光后背景脏等问题。

（1）使用 1×TBST 将 PVDF 膜在室温下以 100r/min 左右洗涤 3 次，每次 5min。

（2）配制封闭液：称取 2.5g 脱脂奶粉溶于 50ml 1×TBST 缓冲溶液中，在摇床上以 60～80r/min 封闭 2h。

8. 一抗孵育

（1）使用 1×TBST 将 PVDF 膜在室温下以 100r/min 左右洗涤 3 次，每次 5min。

（2）取出适量的抗体稀释液，按照说明书比例配制一抗缓冲溶液。尽量去掉洗膜时使用的 TBST 缓冲液，加入一抗后，放置于 4℃摇床上，60～80r/min 孵育过夜。

9. 二抗孵育

（1）使用 1×TBST 将 PVDF 膜在室温下以 100r/min 左右洗涤 3 次，每次 5min。

（2）取出适量的抗体稀释液，按照说明书比例配制二抗缓冲液。尽力去掉洗膜时使用的 TBST 缓冲液，加入二抗后，于室温下以 60～70r/min 孵育 1h。

（3）使用 1×TBST 将 PVDF 膜在室温下以 100r/min 左右洗涤 3 次，每次 5min。

10. 显色

在 Western blot 实验中常用的显色方法包括二氨基联苯胺（DAB）显色法和增强化学发光（ECL）显色法。

（1）DAB 显色法：主要用于检测过氧化物酶。其原理是：过氧化氢中释放的氧可与 DAB 反应形成不溶性棕黄色沉淀，通过观察颜色沉淀定位过氧化物酶。

（2）ECL 显色法：可用来检测辣根过氧化物酶（horseradish peroxidase，HRP）。在过氧化氢存在的情况下，辣根过氧化物酶可催化发光物质鲁米诺（lumino，又称氨基苯二酰一肼）的氧化反应，进而产生强烈的光信号，从而实现对辣根过氧化物酶的有效检测。

ECL 显色法详细步骤：

1）启动凝胶成像仪，并将模式转变为化学发光模式。

2）用纯水或 75% 乙醇清洗凝胶成像仪内的托盘并擦净托盘，避免其他物质与 ECL 显色导致显色污染。

3）参照 ECL 显色试剂盒说明书，将 A 液和 B 液在避光条件下以 1∶1 的比例配制成显色工作液并混合均匀。

4）将 PVDF 膜放置在凝胶成像仪的托盘上，在目标蛋白对应条带区域加入适量的 ECL 显色工作液，按照试剂盒说明孵育或不孵育。

5）凝胶成像仪化学发光成像采集。

6）数据分析。

四、Western blot 实验注意事项

（1）使用丙烯酰胺和甲叉双丙烯酰胺时需佩戴手套。除此之外，此溶液在光照条件下可被分解为丙烯酸和双丙烯酸，故应避光保存。

（2）加入适量 APS 和 TEMED 促进凝胶聚合，为避免过快聚合，可将凝胶放于冰上减慢催化过程。

（3）95℃，5min 沸水浴打断蛋白质内部的键（如二硫键、氢键及疏水作用等）使之变为线性结构，以使蛋白质充分变性。

（4）气泡可阻断电流，因此必须去除气泡以免影响实验结果。

（5）上样量不宜超过 20μl，上样量过多可能会污染相邻的泳道，处理不同样本时需更换枪头。

五、常见问题、原因及解决方法

1. 无任何显色（图 8-6）

（1）原因：如果无任何显色，需再次核对抗体种类。

（2）解决方法：仔细核对一抗和二抗及其种属。

（3）经验：膜上未出现任何条带，需仔细核对抗体种类。如果条带较正常细长，说明目标蛋白表达少，可增加蛋白上样量，抑或是膜的正反方向放错。

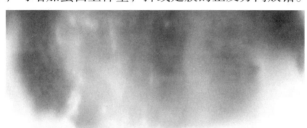

图 8-6 无任何显色

2. 非特异性条带（图 8-7）

（1）原因：一抗特异性低，除与目标蛋白结合外还与多种蛋白结合。

（2）解决方法：更换新的一抗。

（3）经验：一抗无法与目标蛋白结合，导致出现多条条带，建议更换一抗，或采取空白对照来确定目标条带；还有可能是一抗浓度太高。

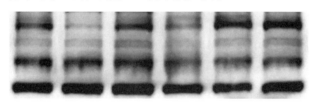

图 8-7 非特异性条带

3. 高背景（图 8-8）

（1）原因：一抗浓度过高、封闭时间短、洗膜次数少或时间短。

（2）解决方法：稀释一抗浓度，增加洗膜次数。

（3）经验：注意操作规范，设定好浓度、时间和次数。

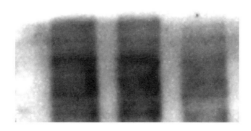

图 8-8 高背景

4. 条带中出现边缘规则的白圈（图 8-9）

（1）原因：膜和胶之间有气泡。

（2）解决方法：膜与胶之间紧密贴合，不留气泡。

（3）经验：加入适量的电转液，电转液的量最好与第一层滤纸平齐；用滚轮赶走气泡。

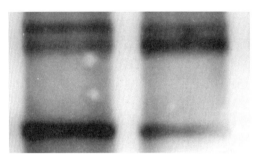

图 8-9　转膜气泡

5. 出现黑点和黑斑（图 8-10）

（1）原因：封闭液质量不佳或封闭时脱脂奶粉颗粒未完全溶解。

（2）解决方法：使用高质量的封闭液，并在封闭结束后彻底清洗膜至表面无明显奶白色残留，并且无明显泡沫或沉淀。

（3）经验：配制好的封闭液需静置等待溶解完全，封闭完成后清洗 3 遍，加入一抗。

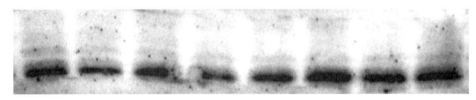

图 8-10　膜上存在黑点

6. 条带呈哑铃状（图 8-11）

（1）原因：浓缩胶与分离胶的配比与蛋白质分子量不相符。

（2）解决方法：凝胶在配制完成后充分混匀，以便凝固均匀。

（3）经验：未按要求比例配胶，造成胶凝固后不均匀，或胶中含有杂质。

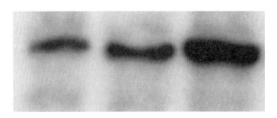

图 8-11　哑铃状条带

7. 边缘条带弯曲（图 8-12）

（1）原因：电泳电流不均一。

（2）解决方法：及时更换电泳槽。

（3）经验：选择胶的中央进行上样，保持电场均一。

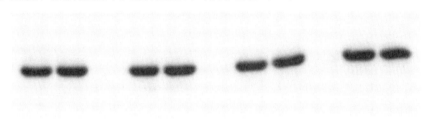

图 8-12　边缘条带弯曲

8. 条带拖尾（图 8-13）

（1）原因：一抗作用浓度较高和时间较长。

（2）解决方法：按说明书稀释一抗及缩短作用时间。

（3）经验：这种情况出现较为普遍，应调整好一抗作用浓度和作用时间。

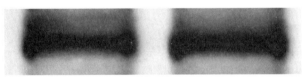

图 8-13　蛋白条带拖尾

9. 条带中间出现白色（反白，图 8-14）

（1）原因：HRP 分布不均，催化剂和底物较多聚集在中间部位。

（2）解决方法：溶剂混匀后使用。

（3）经验：操作迅速，降低抗体和催化剂浓度。

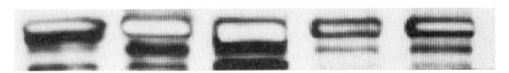

图 8-14　条带中间出现白色

10. 出现重影

（1）原因：压片时，膜的位置发生改变。

（2）解决方法：一旦放好片，就不要轻易移动。

（3）经验：重影出现在上下位置时，影像较弱。

11. 出现非均一性背景

（1）原因：膜未保持湿润状态。

（2）解决方法：在操作过程中，膜应始终保持湿润状态。

（3）经验：在封闭或洗抗体时，始终保持蛋白面湿润。

12. 其他问题

（1）所有条带连成一片：上样量过多。

（2）蛋白质分子量偏高或者偏低：未选择相应蛋白质分子量的凝胶浓度。

（3）条带位置较正常低，且模糊不清：蛋白质发生降解。

13. 电泳过程中出现的现象及问题

（1）整个条带呈浅凹状：凝胶凝固时间不一致。

（2）整个条带呈浅凸状：凝胶中间较两端凝固早。

（3）溴酚蓝拖尾：样本未完全溶解。

（4）溴酚蓝很粗：浓缩胶不够。

（5）未显出条带：分离胶有问题，未调节 Tris·HCl 的酸碱性，未加 SDS。

（赛音乌力吉　陈梦楠）

参 考 文 献

高晓雪，汪颖，夏荣，2020. 牙龈卟啉单胞菌 PrtC 蛋白体外表达、纯化及功能初探[J]. 安徽医科大学学报，55（10）：1515-1519.

姜颖，2007. 变形链球菌粘附相关基因表达调控与粘附关系的研究[D]. 成都：四川大学.

刘千溪，吴佳益，任彪，等，2022. 粪肠球菌与口腔微生物相互作用的研究进展[J]. 国际口腔医学杂志，49（3）：290-295.

Camisasca D R, da Rós Gonçalves L, Soares M R, et al., 2017. A proteomic approach to compare saliva from individuals with and without oral leukoplakia[J]. J Proteomics，151：43-52.

Ralhan R, DeSouza L V, Matta A, et al., 2009. iTRAQ-multidimensional liquid chromatography and tandem mass spectrometry-based identification of potential biomarkers of oral epithelial dysplasia and novel networks between inflammation and premalignancy[J]. J Proteome Res，8（1）：300-309.

第九章　DNA/RNA 提取、PCR 及原位杂交操作流程

第一节　DNA/RNA 提取及鉴定操作流程

在生物遗传过程中，DNA 是真核生物储存和传递遗传信息的主要物质载体，RNA 则在蛋白质翻译过程中扮演着重要角色。DNA 为双螺旋结构，其基本单位为脱氧核糖核酸，参与构成细胞核内的染色体。RNA 则可以具体划分为多种类型，并拥有各自的功能，如 mRNA 是蛋白质合成的模板；tRNA 负责连接、活化和转移氨基酸；rRNA 则是核糖体的核糖核酸，是蛋白质翻译的主要场所。因此，在分子生物学研究中，携带着重要遗传信息的 DNA 和 RNA 是大多数实验的主要研究对象，DNA/RNA 提取实验则是相关研究人员需要掌握的基本实验技能之一。

一、方 法 种 类

1. 酚抽提法

首先使用蛋白酶 K、十二烷基硫酸钠（SDS）破碎细胞，消化和降解其中的蛋白质，然后用酚和酚-氯萃取，高速离心后用移液器吸取上清液，可以得到长度为 100～150kb 的 DNA。

2. 甲酰胺解聚法

首先使用蛋白酶 K、SDS 破碎细胞，然后在高浓度甲酰胺存在的条件下断开蛋白质与 DNA 的结合，最后通过透析即可得到大小在 200kb 左右的 DNA。

3. 玻璃棒缠绕法

首先使用盐酸胍对细胞进行裂解处理，将得到的裂解样本倒入乙醇中，然后用 U 型玻璃棒或钩型玻璃棒慢慢搅动，此时玻璃棒将会缠绕上 DNA 沉淀液，使用该方法可提取大小约 80kb 的 DNA。

4. 异丙醇沉淀法

步骤基本和酚抽提法相同，该方法中将试剂替换为 2 倍体积的异丙醇，可用于去除溶于异丙醇的小分子 RNA。

5. 表面活性剂快速制备法

先采用表面活性剂破碎细胞（Triton X-100A 或 NP40 均可），再用蛋白酶 K 或酚试剂去除蛋白，最后用乙醇沉淀或透析得到 DNA。

6. 加热法快速制备

在 96～100℃条件下加热 5min，离心后用移液器或吸管吸取上清液，此方法制备的样本可用于 PCR 反应。

7. 碱变性快速制备

先用氢氧化钠作用 20min，再取适量盐酸中和氢氧化钠，离心后吸取上清液，通过该方法制备的样本中只含有少量的 DNA。

本节主要介绍酚抽提法提取 DNA 和 TRIZOL 试剂提取 RNA 的方法。

二、原　　理

酚抽提法提取 DNA/RNA 的实验分为细胞裂解和样品纯化两个步骤。裂解缓冲液中通常含有去污剂和盐等成分，能够破坏样本中细胞的结构，使 DNA/RNA 游离于裂解体系中；纯化则是将样本中的 DNA/RNA 和裂解体系内的其他生物大分子及杂质彻底分离。

（一）裂解作用

在样本细胞裂解之前加入蛋白酶 K 消化处理，可将成簇的细胞或组织分离并使能够降解 DNA/RNA 的酶失活。常规裂解液中通常含有去污剂的成分，如 SDS、NP-40、Tween-20、Triton X-100 等，这些成分可以破坏细胞膜结构、裂解细胞，使蛋白质变性并消除其与核酸的相互作用。Tris 能够提供合适的裂解环境，常用于配制生物缓冲液。EDTA 是一种螯合剂，能够抑制核酸酶对核酸的降解。NaCl 则可以维持核酸的结构稳定。

（二）纯化作用

经过裂解作用之后，细胞中含有的 DNA/RNA 及其他生物大分子均存在于整个裂解缓冲液体系中。纯化作用能够将除 DNA/RNA 外的其他杂质去除，得到只含有 DNA/RNA 的缓冲体系。常见的纯化方法有硅胶层析柱法、磁珠法和沉淀法。

1. 硅胶层析柱法

多数离心柱中含有硅胶膜，其表面存在着大量经过修饰的硅羟基。该基团在溶液中会解离，呈现出负电性，能够吸附正电盐离子及负电 DNA/RNA，形成电桥，同时能将 DNA 双链变成单链，DNA/RNA 不会被生物大分子溶剂洗脱。随后，经水溶性缓冲液水化，实现定量回收和纯化分离。

2. 磁珠法

磁珠是能吸附 DNA/RNA 的磁性物质，其内部的核心是铁离子，在磁场作用下可以吸附在磁体上。核心外经羧化带有羧基基团，可以与 DNA/RNA 在特定条件下结合。二者结合后，在外磁场的作用下，磁珠与 DNA/RNA 结合体移动到磁体周围，同时去除其他液体。这时，不能与磁珠结合的所有杂质都随水溶液一并被去除。经洗脱后，DNA/RNA 与磁珠分离，溶解在水中，得到纯化的 DNA/RNA 样本。

3. 沉淀法

通过沉淀法也可以将 DNA/RNA 分子从混合溶液中析出。常用的方式有两种，分别是直接沉淀纯化和渗透液结合醇沉淀纯化。在直接沉淀纯化中，DNA/RNA 分子在高盐离子的醇溶液中会被沉淀出来，而其他物质继续溶解于溶液中。沉淀出来的 DNA/RNA 分子经过离心与溶液分开聚集在底部，达到纯化的目的。而在渗透液结合醇沉淀纯化过程中，利用分子大小及渗透膜孔径不同的原理，小分子物质能够通过渗透膜溶解到大量溶液中，而大分子物质不能通过渗透膜，则继续留存在透析袋中。之后再通过乙醇沉淀，最终达到去除小分子物质、纯化有机大分子的效果。

三、应 用 范 围

DNA 提取实验应用广泛，如进行重组载体的构建、基因测序、检测某疾病基因序列等。RNA 提取实验也有着广阔的应用前景，其中非编码 RNA 领域作为当今生命科学研究的前沿领域之一，能够为生物育种、疾病防治及药物研究等提供新的解决方案与思路。

四、提 取 原 则

（1）实验中维持核酸一级结构的完整。
（2）去除抑制酶活性的有机溶剂。
（3）样本中没有高浓度金属离子。
（4）避免大分子物质污染，如脂类、多糖或蛋白质。
（5）除目的核酸外，其他干扰核酸的分子也应该尽量去除。

五、酚抽提法提取 DNA 实验步骤

（一）用品

1. 器材

吸管、玻璃棒、移液管、三角烧瓶、绞切器、台式离心机等。

2. 试剂

（1）Tris 缓冲液：在 800ml 双蒸水中溶解 8g NaCl、0.2g KCl、3g Tris 碱和 0.015g 酚红，HCl 调整 pH 为 7.4，最后用双蒸水定容至 1L，高压灭菌 20min 后室温保存即可。

（2）TE 缓冲液：取 5ml pH=8.0 的 1mol/L Tris·HCl 和 1ml pH=8.0 的 0.5mol/L EDTA，加入盛有 400ml 双蒸水的容器中并搅拌均匀，最后将溶液定容至 500ml，即可得到含 10mmol/L Tris·HCl（pH=8.0）和 1mmol/L EDTA（pH=8.0）的 TE 缓冲液。高温高压灭菌 20min，4℃保存。

（3）抽提缓冲液：由 10mmol/L pH=8.0 的 Tris·HCl、20μg/ml 胰核糖核酸酶、0.1mol/L pH=8.0 的 EDTA、0.5% SDS 配制而成。

（4）酸性枸橼酸葡萄糖溶液：称取 0.48g 枸橼酸、1.32g 枸橼酸钠、1.47g 葡萄糖放置于容量瓶中，用双蒸水定容至 100ml。

（5）蛋白酶 K：将蛋白酶 K 粉溶于含有 50mmol/L Tris·HCl、1.5mmol/L 乙酸钙的 pH=8.0 的无菌混合溶液中，最终浓度为 20mg/ml，分装后保存于–20℃环境。

（二）操作步骤

1. 样品制备

（1）细胞样本：取适量预冷的 TBS 洗涤细胞 2 次并弃去洗涤液。加入 0.5ml TBS 并用细胞刮将细胞沿同一方向刮下，将含有细胞的溶液转移至预冷的离心管中，取 1ml TBS 反复冲洗培养皿并转移至相同离心管中。4℃ 1500r/min 离心 10min 后弃去上清液，用 5～10 倍 TBS 重悬细胞后再次离心。去除上清液后用 TE 缓冲液重悬细胞并调整细胞密度为 $5×10^7$/ml，完成后将全部细胞悬液转移至三角烧瓶中，按 1ml 细胞悬液：10ml 抽提缓冲液的比例加入抽提缓冲液后 37℃孵育 1h。

（2）组织样本：将组织碎块置于含有液氮的绞切器的杯中，绞切至粉末状。待液氮蒸发，将得到的组织碎末移入烧杯中，加入 10 倍组织碎末体积的抽提缓冲液。振摇，将该溶液转移至 50ml 离心管中，37℃孵育 1h。

（3）血液样本：取 20ml 新鲜血液，加入含有 3.5ml 抗凝剂酸性枸橼酸葡萄糖溶液的试管中，在 4℃ 1300r/min 条件下离心 15min 后去除上层血浆，用移液器将中间淡黄层小心地转移至另一管中并再次离心。用 15ml 抽提缓冲液将第二次离心得到的淡黄层溶液重悬并在 37℃下孵育 1h。

2. 取适量蛋白酶 K 加入溶液中并将浓度调至 100μg/ml，再用玻璃棒温和地搅拌均匀。最后，在 50℃水浴中加热 3h，加热期间不时摇动该溶液使其受热均匀。

3. 将样本溶液从 50℃水浴锅中取出自然冷却至室温，然后取等体积 pH 为 8.0 的 0.5mol/L Tris·HCl 平衡酚试剂加入溶液中，再振荡 10min 充分混合两相，随后在室温下以 5000r/min 离心 15min，将两相分开。

4. 将黏稠的水相移至一个新的离心管中，再用酚试剂将其重复抽提 2 次。待第 3 次抽提完成，将全部水相置于 4L 50mmol/L Tris·HCl（pH=8.0）溶液中，于 4℃透析 4 次，直到透析液的光密度（OD）$_{270}$ 值小于 0.05。将细胞以 $5×10^6$/ml 浓度加入 TE 缓冲液中（pH=8.0），然后将离心管放在摇床上慢慢摇动 12～24h，直至 DNA 完全溶解，4℃储存。

六、TRIZOL 法提取 RNA 实验步骤

（一）用品

1. 器材

焦碳酸二乙酯（DEPC）处理过的枪头，1.5ml EP 离心管，移液器，超净工作台，低温高速离心机等。

2. 试剂

（1）经 DEPC 处理的水：将 DEPC 加入双蒸水中至浓度为 0.1%，37℃水浴 12h，高温高压作用 20min 后可直接用于实验。若用于试剂配制，则应先用 DEPC 水配制试剂，37℃水浴 12h，最后高温高压作用 20min。

（2）TRIZOL、异丙醇、氯仿、无水乙醇。

（二）操作步骤

1. 提取总 RNA

（1）从组织中提取总 RNA：取 25～50mg 组织块置于 5ml 小烧杯中，加入 0.5ml TRIZOL，用匀浆器打成匀浆（每次 30s，共 2 次），将匀浆倾倒入 1.5ml 离心管中，室温放置 5min。

（2）从细胞中提取总 RNA

1）贴壁细胞：无须借助胰酶消化细胞，对于 6 孔板每孔加入 1ml TRIZOL，其他容

器则按 1ml/10cm² 添加 TRIZOL。

2）悬浮细胞：4℃ 1000r/min 离心 5~10min，弃去上清液。在室温下，每 5×10^6 个细胞中加入 1ml TRIZOL 试剂作用 5min，以充分裂解细胞。

3）在此期间若要中断试验，可将标本放入–80℃或更低温度长期保存。

2. 分离阶段

向含有 TRIZOL 的细胞悬液中加入 1/5 TRIZOL 体积的氯仿，再用手轻摇混匀 15s，室温静置 5min，然后在 4℃离心机中以 12 000r/min 离心 15min 并吸取上清液。

注意：禁止使用涡旋振荡，以免导致 DNA 断裂。离心后上层的无色水溶液中含有 RNA，中间溶液中含有 DNA，下层红色有机溶液中含有蛋白质。

3. RNA 沉淀

将上层水相转移到 1.5ml 无酶 EP 管中，再加入异丙醇（1/2 TRIZOL 体积）并颠倒混匀，室温下静置 5~10min，4℃ 12 000r/min 离心 10min，弃去上清液，收集 RNA 沉淀。

注意：①若提取 RNA，枪尖不要触碰到中间界面，从而有效避免 DNA 和蛋白质污染。②若提取 DNA 和蛋白质，可将中间层及下层酚相储存在 4℃条件下。

4. RNA 洗脱

在收集到的沉淀中，按等比例加入预冷的 75%乙醇与 TRIZOL，缓慢抽吸 RNA 沉淀，使其重新悬浮在溶液体系中，4℃ 7500r/min 离心 5min。离心后，尽量弃去上清液，用容量最低的小枪头吸干残留液体。

5. RNA 再溶解

在超净工作台中，将含有 RNA 沉淀的离心管开盖并晾干 5~10min，注意不能让 RNA 沉淀完全干燥，否则 RNA 的溶解性会急剧降低。用 30~50μl 0.1% DEPC 处理的水、TE 缓冲液溶解 RNA 样本，也可在 55~60℃环境中孵育 5~10min 以加快溶解。

6. RNA 保存

RNA 提取后，如若不立即进行反转录，可按 5~10μl/管分装并保存于–80℃条件中，避免后续试验反复冻融导致的机械损伤及酶导致的 RNA 降解。

7. 检测 RNA

（1）使用琼脂糖凝胶电泳判定所提取 RNA 的质量。RNA 电泳一般使用变性胶，但若仅检测 RNA 质量可用普通凝胶。RNA 样本电泳后，可在 5S、18S 及 28S 处见到清晰的三条 RNA 条带；若 RNA 的质量较好，28S 处条带的亮度应为 18S 处条带亮度 2 倍以上，并且条带明亮、边缘清晰。

（2）使用紫外分光光度计测量 OD 值并计算 RNA 的浓度和纯度。在 260nm 波长下得到的吸光度值为 1OD 的 RNA，其浓度相当于 40μg/ml。纯净的核酸样品的 A_{260}/A_{280} 为 2.0，当比值在 1.8~2.0 时相当于核酸纯度为 90%~100%；当 A_{260}/A_{280} 小于 1.7 时，表示此时有蛋白质污染，可采用酚/氯仿再次抽提改善；当该比值大于 2.0 时，表明有盐、胍、糖等小分子污染，可用 LiCl 选择性沉淀 RNA 以除去杂质。

（三）注意事项

RNA 提取中要格外注意防止 RNA 酶污染，以避免 RNA 降解。

（1）建议在实验室划定专门的 RNA 操作区域，并使用专用的离心机、移液器和试剂等，以确保无酶条件。同时，RNA 操作区应保持清洁，并定期进行除菌处理。

（2）在洁净的超净台中进行实验，尽量避免 RNA 酶的污染。

（3）操作过程中，为了防止手部、臂部的真菌、细菌或人体自身分泌的 RNA 酶污染离心管和实验器具，须始终佩戴一次性橡胶手套，并定期更换。

（4）尽量使用一次性无酶塑料耗材，以防止交叉污染。例如，可以使用一次性滤纸、吸头和试管等。

（5）待浸泡于 DEPC 中过夜后，再进行灭菌处理。

（6）若需要远距离运输或长期储存 RNA 样本，建议先将样本储存于 RNA 保存液中，以确保细胞内的 RNA 与 RNA 酶隔离。样本在室温下可以保存 7 天，在 4℃下可以保存 4 周，对于需要重复使用的塑料制品，应用 0.5mol/L NaOH 溶液处理 10min，并用双蒸水充分冲洗。此外，RNA 可长期保存在 -20℃或 -80℃条件下。

七、纯度和浓度鉴定

在 DNA/RNA 提取实验中，分光光度法可用于检测目标样本的纯度、浓度，琼脂糖凝胶法则可以根据 DNA/RNA 分子量大小及其在凝胶上的位置检测 DNA/RNA 是否完整。

（一）分光光度法检测

1. 原理

DNA/RNA 定量是利用 DNA 和 RNA 链上的碱基对在紫外光谱区具有较强的吸收特性（最大吸收峰位于 260nm 处）进行的。然而，溶液的 pH 可能会对吸光系数产生影响，因此在中性 pH 附近进行 DNA 和 RNA 的纯度和浓度测定更为准确。

2. 步骤

（1）分别取 1μl 待测样本和标准样本，稀释 50 倍后待用。

（2）打开超微紫外分光光度仪，用无菌水清洁仪器并擦拭干净。

（3）取待测标准样本，测量标准曲线。

（4）用无菌水清洁仪器并擦拭干净。

（5）取稀释后的待测样本测量 A_{260}、A_{280}，并计算两者比值。

（6）计算样本中 DNA/RNA 浓度。

3. DNA/RNA 的纯度和浓度计算

（1）纯度：蛋白质的最大吸收峰在 280nm 处，是核酸样本中常见的吸光物质。因此，DNA/RNA 的纯度可以通过测量并计算 A_{260}/A_{280} 值进行评估。DNA 中 A_{260}/A_{280} 值应接近 1.8，而在 RNA 中则接近 2.0。当溶液中存在过多蛋白质时，A_{260}/A_{280} 值会降低，说明之前提取的 DNA 和 RNA 纯度较低。

（2）浓度：计算公式如下

$$原待测样本浓度 = \frac{A_{260} \times 稀释倍数 \times 转换因子}{1000}$$

转换因子：双链 DNA 为 50μg/ml，单链 DNA/RNA 为 40μg/ml。

4. 注意事项

（1）使用超微紫外分光光度仪时动作要轻缓。

（2）每次测量前应用无菌水清洁并擦拭测量孔，减小误差。

（3）禁止将样本倾倒在测量孔及仪器上，避免仪器表面污染受损。

（4）A_{260} 值应在 0～1 之间，以 0.5 左右为好，读数较准确。

（5）A_{260} 值过小则说明稀释过度，过大则说明可能出现降解。

（二）DNA 印迹分析

DNA 印迹（Southern blot）分析利用琼脂糖凝胶电泳对 DNA 进行分离，然后将分离得到的 DNA 变性并转移到硝酸纤维素薄膜或尼龙膜上，最后通过与标记探针的杂交作用，实现对特定 DNA 序列的检测。在电泳前，可根据需要选择是否使用限制性核酸内切酶消化。探针会通过碱基互补配对原则与靶标序列结合，然后通过自显影或其他技术检测目标片段的大小。Southern blot 分析可用于检测样本中 DNA/RNA 的状态及表达情况，例如是否存在基因突变、片段缺失等情况。

1. 用品

（1）器材：摇床、滤纸、电泳仪、杂交炉、水浴锅、电转仪、离心机、杂交袋、X线胶片、水平电泳槽、尼龙膜/硝酸纤维素膜、紫外交联仪或恒温烘箱（80℃）等。

（2）试剂

1）0.25mol/L HCl，DNA 梯状标志物，DNA 加样缓冲液，限制性内切酶。

2）变性液：1.5mol/L 氯化钠，0.5mol/L 氢氧化钠。

3）中和缓冲液：0.5mol/L Tris·HCl（pH=7.0），1.5mol/L 氯化钠。

4）20×枸橼酸缓冲液（SSC）：0.3mol/L 枸橼酸钠，3mol/L 氯化钠。2×SSC：用无菌移液管吸取 20×SSC 溶液 5ml，加无菌 ddH$_2$O 45ml。6×SSC：用无菌移液管吸取 20×SSC 溶液 15ml，加无菌 ddH$_2$O 35ml。

5）2×洗液（2×SSC，0.1% SDS）、0.5×洗液（0.5×SSC，0.1% SDS）。

6）1×缓冲液（pH=7.5，0.1mol/L 马来酸，0.15mol/L 氯化钠，0.3% Tween-20）。

7）杂交液

A. 水性缓冲液杂交用溶液：6×SSC，5×Denhardt 液，0.5% SDS，1μg/ml 多腺苷酸[poly（A）]，100μg/ml 鲑鱼精 DNA。

B. 甲酰胺缓冲液杂交用溶液：6×SSC，5×Denhardt 液，0.5% SDS，1μg/ml poly（A），100μg/ml 鲑鱼精 DNA，50%甲酰胺。

C. 磷酸-SDS 杂交用溶液：0.5mol/L 磷酸钠（Na$_3$PO$_4$，pH=7.2），1mmol/L 乙二胺四乙酸（EDTA，pH=8.0），7% SDS，1%牛血清蛋白。

8）1×封闭液：在 1×马来酸溶液（0.1mmol/L 马来酸，0.15mmol/L 氯化钠，pH=7.5）中溶解 1%的封闭剂，充分混合。

9）抗体液：使用 1×封闭液将抗地高辛-碱性磷酸酶（CSPD）稀释至所需浓度。根据不同实验方法，可以选择不同稀释倍数。10 000 倍常用于普通免疫实验。2000 倍稀释用于 CDP-Star 化学发光法，5000 倍稀释用于显色法。

10）1×检测液：加入 Tris·HCl 和氯化钠使其终浓度均达到 0.1mmol/L，并调整 pH为 7.5。

2. 操作步骤

（1）样本消化。在 1.5ml 离心管中依次加入 20μl 浓度为 1μg/μl 的 DNA、50μl 的10×酶切缓冲液、5μl 浓度为 10U/μl 的限制性内切酶，最后用双蒸水将体系定容至 500μl。

在最适温度 37℃下将 DNA 样本消化处理 1～3h，将 1/10 体积的浓度为 0.5mmol/L的 EDTA 加入消化后的 DNA 中终止消化。然后，用等体积的酚和氯仿进行抽提，再用2.5 倍体积乙醇将其沉淀，最后加入少量 TE 缓冲液溶解。

（2）将已经消化好的样本点样于0.7%琼脂糖凝胶上并进行电泳。

（3）在电泳结束后，依次用以下试剂处理凝胶并进行碱变性

1）转移到不带电荷的膜上：在室温环境下，用10倍凝胶体积的变性溶液轻轻振荡摇晃45min。用去离子水短暂浸泡和清洗凝胶，然后加入10倍凝胶体积的中和缓冲液，并在室温下摇洗30min。更换新的中和缓冲液，继续摇洗15min。

2）转移到带电荷的尼龙膜上：在室温环境中，将凝胶浸没于数倍体积的碱性缓冲液中，并摇洗15min。更换中和缓冲液并继续浸泡摇晃凝胶20min。

（4）在凝胶处于碱性环境变性的同时，预先准备转印仪器。Southern blot 转膜：①电转移法，在滤纸间放入凝胶和尼龙膜，凝胶中的 DNA 在电场的作用下会通过凝胶垂直地转移到尼龙膜上，留下转印痕迹。②真空转移法，在真空中，DNA/RNA 可以从凝胶中快速且定量地转移到尼龙膜上。③毛细管转移法，在浓盐酸转移缓冲液的推动作用下，凝胶中的 DNA/RNA 可以快速转移到固相支持物上。

将 DNA 转移至不带电荷的膜上时需使用中性缓冲液，而转移至带电荷的尼龙膜上时需要用含有 1mol/L 氯化钠、0.4mol/L 氢氧化钠的碱性转移缓冲液。以中性尼龙膜为例，在毛细管转移法中，首先加入 20×SSC 溶液，然后在转印槽中放置一固相支持物，按照以下顺序从下向上依次放置：两张与凝胶等宽的滤纸（纵向放置的滤纸在固相支持物上垂于转印槽中），凝胶，滤膜，滤纸，吸水纸，400~800g 重物。其中，滤膜预先用 2×SSC 浸湿至少 5min，滤纸预先用 20×SSC 浸湿，然后将 Parafilm 膜覆盖在凝胶周围防止短路，持续转膜 4~18h 后结束。

（5）待转膜结束后取出滤膜，为了区分滤膜的正反面，可以用剪刀剪去其中一角以示标记。然后，将滤膜浸没于 2×SSC 摇洗 5min，再用滤纸轻轻将其残余液体吸干。

（6）将滤膜正面朝上并使用紫外交联照射，此步骤亦可使用 80℃烘箱烘烤 0.5~2h。

（7）转膜后的膜可立即进行预杂交和杂交，也可将其保存于 4℃冰箱待以后使用。

1）将杂交膜浸湿于 6×SSC 2min，同时预热备好的预杂交液及将杂交炉调至相应的预杂交温度。

2）将杂交膜放置于杂交袋中，并按 0.2ml/cm² 的比例加入适当预杂交液，并持续至少 1h。

3）Southern blot 实验的检测探针分为 DNA 探针、RNA 探针和寡核苷酸探针。

探针标记可以分为放射性标记和非放射性标记，最常用的是非放射性标记。在使用地高辛的非放射性标记法中，其用量大致为 5~25ng/ml DNA 探针、100ng/ml RNA 探针、0.1~10pmol/ml 寡核苷酸探针。双链 DNA 探针在使用之前要预先在 100℃条件下变性10min 后迅速冰浴；单链探针则无须变性。在杂交液中加入处理过的探针并将其缓慢加热至杂交温度。杂交温度应根据杂交液的情况进行适当调整（含有 50%甲酰胺的杂交液为 42℃、磷酸-SDS 杂交液为 65℃、水性溶剂杂交液为 68℃）。

注意：在实验中使用寡核苷酸探针时的杂交温度要比 T_m 低约 10℃。解链温度计算公式为 $T_m= 2\times（A+T）+4\times（G+C）$。

4）去除预杂交液，然后在杂交袋中加入至少 3.5ml 含有探针的杂交液，并放入相应温度的杂交炉持续滚动 6～8h 或过夜。

（8）洗膜（按照以下顺序）：2×洗液 15min，共 2 次；0.5×洗液 15min，共 2 次；1×缓冲洗液 3min；1×封闭液 60min；抗体液 30min；1×缓冲洗液 15min，共 2 次；1×检测液 5min。

（9）将膜放在被 1×检测液稀释 100 倍的 CSPD 或 CDP-star 溶液中，室温下避光孵育 5min；该溶液可以回收并避光保存于 4℃条件下，该配制好的溶液可以反复应用 3～5 次。

（10）轻轻地吸走膜上残留的液体，然后用保鲜膜包封并将其置于 37℃条件下 15min，结束后将膜固定并曝光。

3. 注意事项

（1）基因组 DNA 含量过低时，可通过增大样本体积进行限制酶消化处理。待其消化结束后，使用乙醇对消化产物进行浓缩并沉淀 DNA 片段，随后向沉淀中加入上样缓冲液并取少量进行点样。

（2）测量凝胶的 pH，确保其 pH 在 7.0 左右，防止凝胶偏碱性而导致硝酸纤维素膜破坏。

（3）去除凝胶和滤纸之间、凝胶和硝酸纤维素膜之间的气泡，防止其干扰转膜。

4. 显色图片（图 9-1）

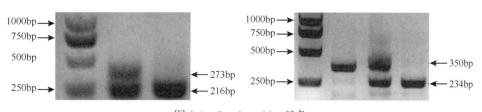

图 9-1　Southern blot 显色

（三）RNA 印迹分析

RNA 印迹（Northern blot）分析是一种在真核生物中测量 RNA 大小并对其进行定量的实验方法。其原理是将 RNA 在变性的琼脂糖凝胶上进行电泳分析，转膜后进行检测和处理。RNA 在乙二醛和二甲基亚砜变性后进行琼脂糖凝胶电泳是最常用的方法之一。

1. 用品

（1）器材

1）电转仪、电泳仪、SDS-PAGE 实验相关材料等。

2）Whatman 3MM 纸。

3）剪刀、海绵垫、小镊子、玻璃容器、一次性手套。

（2）试剂

1）10×3-吗啉丙磺酸（MOPS）电泳缓冲液：取 800ml 经 50mmol/L DEPC 处理的乙酸钠溶液，然后称取 41.2g MOPS 溶于其中，并用 2mol/L 氢氧化钠调整 pH 至 7.0。在所得溶液中加入 20ml 浓度为 0.5mol/L、pH 为 8.0 的经 DEPC 处理的 EDTA 后，再用经 DEPC 处理的双蒸水定容至 1L。该缓冲液在过滤除菌后可在室温下置于避光区域保存。

2）甲醛加样缓冲液：0.25%溴酚蓝，0.25%二甲苯青 FF，1mmol/L EDTA（pH=8.0）。

3）Northern 预杂交液：1mol/L 磷酸钾（pH=7.4）12.5ml，20×SSC 12.5ml，100×Denhardt 溶液 25ml，100%去离子甲酰胺 250ml，5mg/ml 鲑鱼精 DNA 5ml，加 H_2O 至 500ml，−20℃储存。

2. 操作步骤

（1）提取总 RNA：总 RNA 的提取方法同前。

（2）制胶（1%）：琼脂糖 2.5g，10×MOPS 缓冲液 25.0ml，H_2O 192.0ml。

（3）首先加热煮沸使凝胶全部溶于水中，然后将其取出并冷却至 60℃，再加入 45ml 甲醛，涡旋混匀后加入溴化乙锭，再次涡旋后冷却 10min。

（4）将按照上述步骤配制好的凝胶液倒入不漏液的电泳槽中并插入样品梳，等待 20～30min，溶液即凝固成凝胶。

（5）将 1×MOPS 缓冲液加入电泳槽，盖满胶表面，但不大于 1cm。

（6）取 10～15μg 样本，在真空离心机内进行干燥，然后用 20μl 上样缓冲液将其溶解，并在 95℃条件下将 RNA 变性 2min。

（7）每孔加入 20μl 样本 RNA，并同时加入标准参照物，35V 电压下进行电泳分离。

（8）取出凝胶在紫外灯下观察，并将刻度尺放置于凝胶旁作为参照。成功的电泳结果会在凝胶上 28S（约 5kb）和 18S（约 2kb）处可见明显的溴化乙锭条带。

（9）用 500ml 10×SSC 浸泡、洗涤凝胶 2 次，每次 20min，以去除甲醛。

（10）其他转印步骤完全与 Southern blot 相同，只是转印缓冲液为 10×SSC，室温下至少转印 12h。转印完成后，取出凝胶与滤膜，标明加样起始部位、膜的方向及标号，用 Whatman 滤纸包好，80℃真空干燥 2h；如为尼龙膜，则在紫外灯下照射 5min。

（11）分子杂交原理与 Southern blot 相同，但所用杂交液及杂交、洗涤温度与之不同。

（12）将滤膜放入塑料袋，加入 10ml 预杂交液，确保去净气泡后封袋，然后放于 42℃水浴中摇洗至少 6h。

（13）制备变性鲑鱼精 DNA（≥100μg/ml）、变性核素标记的探针（加入袋中的终浓度≤10ng/ml）。

（14）取 0.5～1ml 该溶液并用针头注入含有预杂交液的塑料袋中，除去气泡并重新封闭塑料袋，再用玻璃棒在袋上压几次，使探针与预杂交液充分混匀，42℃振荡水浴 6～42h。

（15）膜的洗涤

1）2×SSC 100ml 室温振荡 5min，共 2 次。

2）1% SDS 的 2×SSC 200ml 60℃振荡 30min，共 2 次。

3）0.1×SSC 100ml 室温振荡 30min，共 2 次。

（16）膜在室温下自然干燥后，用塑料纸包好即可进行放射自显影。

第二节　PCR 操作流程

聚合酶链式反应（PCR）是一种体外扩增特定核酸序列的实验方法，也称为无细胞克隆技术。它能够在试管中建立反应，并在几小时内将目标基因或 DNA 片段的数量扩增数十万倍甚至更多，而无须进行繁琐的基因克隆过程，从而得到足够数量和准确性的DNA 拷贝。

一、类　　型

（一）反向 PCR

反向 PCR（inverse PCR，IPCR）是一种用于扩增引物相反方向核酸序列的技术，即 DNA 片段会在两个相反方向上进行扩增。实验中，需要选择不含限制性内切酶酶切位点的已知序列内部进行酶切，然后用连接酶将带有黏性末端的靶序列环化连接起来。反向 PCR 可用于研究染色体的移动、转座因子和病毒整合位点旁边的序列分析等，以及未知核酸片段中的关键序列，并可对仅知部分序列的全长 cDNA 进行分子克隆，以建立全长 DNA 探针。

（二）多重 PCR

多重 PCR（multiplex PCR），也称为多重引物 PCR 或复合 PCR，是指将两对以上的引物加入一个 PCR 实验中，达到同时扩增几种核酸片段的目的，其原理类似于传统 PCR。多重 PCR 主要应用于多种病原微生物的同时检测和鉴定，以及遗传疾病和癌基因的分型鉴定。

（三）反转录 PCR

反转录 PCR（reverse transcription PCR，RT-PCR）是指在反转录酶和 DNA 聚合酶的作用下，将 RNA 反转录成 cDNA 后再扩增产生大量目的片段的方法。RT-PCR 技术用途广泛，灵敏度高，可用于检测基因表达水平、细胞中 RNA 病毒含量及克隆特定基因的 cDNA 序列等。它还可用于分析不同组织或同一组织在不同发育阶段中 mRNA 表达的相关性。

（四）巢式 PCR

巢式 PCR 是通过两对引物来达到扩增完整目标片段的目的，第一对引物扩增片段类似于常规 PCR；第二对引物又称为巢式引物，该引物结合于第一次 PCR 扩增的产物内部，可提高扩增的特异性。在巢式 PCR 过程中，第二次扩增很少会在第一次错误扩增的情况下继续进行。巢式 PCR 可检测到基因组中的单个拷贝，因此具有良好的特异性，但也最容易受到外界污染的干扰，其通常应用于动物研究，如梅毒螺旋体、人类免疫缺陷病毒（HIV）和肿瘤基因等的检测与分析。

（五）递减 PCR

递减 PCR（touchdown PCR）是一种用于避免非特异性序列扩增的 PCR 方法。PCR 中引物的结合温度越高，引物的特异性就越强，但温度过高会导致引物与模板无法结合，温度过低会产生非特异性结合产物。因此，在进行 PCR 时需要预先寻找适合的结合温度。递减 PCR 首先设定较高的结合温度，每个循环减少 1℃，直至达到较低温度，然后保持每个循环的结合温度不变。当温度下降到可以进行特异性结合的最高位置时，则可达到最高特异性。通过此方法，在最初几个循环中，特异性扩增序列相对于非特异性序列扩增效率更高，从而有助于减轻非特异性扩增对结果的影响。递减 PCR 还可以与简并引物结合使用，以推断已知肽链的氨基酸序列所对应的 DNA 碱基序列。

（六）不对称 PCR

不对称 PCR（asymmetric PCR）是一种通过一对用量不同的引物来产生大量单链 DNA 的方法。其优点在于，制备的单链 DNA 在测序前无须除去反应剩余的引物，可简化操作，节约人力物力。另外，利用 cDNA 经不对称 PCR 进行序列分析或单链构象多态性（SSCP）分析是研究真核外显子的常用方法。根据实验设计的不同，不对称 PCR 又可分为引物浓度不对称 PCR 和热不对称 PCR。不对称 PCR 主要用于制备单链 DNA（ssDNA）及测序，该方法可以通过 cDNA 进行序列分析，用于研究真核 DNA 外显子。

（七）荧光定量 PCR

荧光定量 PCR（qPCR）是一种在反应体系中加入荧光基团，监测整个 PCR 进程并对目标产物进行定量分析的方法，也称作实时荧光定量 PCR（quantitative real-time PCR）。在该实验中，通过荧光信号、Ct 值和标准曲线来判定循环中扩增量的增加和进行起始模板定量分析。与常规 PCR 相比，qPCR 具有特异性强和自动化程度高等优点，也能够在一定程度上解决 PCR 污染的问题。

二、荧光定量 PCR

（一）应用范围

（1）基因分型，如单核苷酸多态性（SNP）检测、甲基化检测等。

（2）DNA 或 RNA 的绝对定量分析，如病原微生物或病毒含量的检测、转基因动植物转基因拷贝数的检测。

（3）基因表达差异分析，如比较药物处理样本之间特定基因的表达差异、特定基因在不同时相的表达差异。

（二）原理

PCR 技术的原理是利用 DNA 碱基互补配对原则，在体外高温变性解开双螺旋结构，然后低温复性，最终达到扩增目标产物的目的。利用这种特性，在体系中加入设计好的引物、DNA 聚合酶和 dNTP 就可以实现体外 DNA 复制，其特异性依赖于与目标序列两端互补的短寡核苷酸引物。

PCR 包括变性、退火和延伸三个基本步骤。①模板 DNA 的变性：首先将双链 DNA 模板加热至约 95℃并解离成容易与引物结合的单链形式。②模板 DNA 与引物的退火（复性）：变性后，将温度降至约 55℃，使引物与模板 DNA 进行碱基互补序列配对。③引物的延伸：在 72℃下，以 DNA 聚合酶和 dNTP 作为反应物，根据碱基互补配对原则形成与模板链互补的新链。通过重复变性、退火和延伸三个步骤，并设置一定的循环数，几个小时就可以将目标基因扩增数百万倍。

qPCR 分为探针类和非探针类。在前者中，产物会被特定序列杂交的荧光探针所显示；而后者则是利用荧光染料或特殊设计的引物来表示相应结果。探针类方法由于引入了探针的特异性识别步骤，因此具有更高的特异性，但非探针类方法更为简便易行。在实验室中，通常首先使用染料法（主要是 SYBR Green Ⅰ）进行初步筛选，然后针对重要的基因采用探针法（主要是 TaqMan 探针）进行进一步验证。基因的定量分析有两种：绝对定量分析和相对定量分析。绝对定量分析可以分析某个样本中基因的拷贝数及浓度；相对定量分析则可以用来比较不同处理方式下两个样本中基因表达水平的差异。在PCR扩增过程中，荧光信号可以显示实时进程，并且由于在PCR扩增的指数阶段，模板的Ct值与其起始拷贝数呈线性关系，因此可以进行定量分析。实时PCR扩增过程中收集到的荧光信号可被转换为扩增和熔解曲线，具体的数据参数包括基线、荧光阈值和Ct值。

（1）基线：指的是由于测量误差引起的扩增前3～15个循环的荧光值。

（2）阈值：是指基线标准偏差的10倍，可在实际操作中手动调节，通常设置在指数阶段。

（3）Ct值：表示荧光值达到阈值时的PCR循环次数，是一个无单位的参数。Ct值与初始模板的量成反比。

（三）反应控制

1. 体系

在PCR反应中要具备五种要素，包括引物（正向引物、反向引物）、聚合酶、模板链、dNTP和缓冲液（含Mg^{2+}）。引物设计的基本原则大致相同，根据实验目的有多种设计方法。PCR所用的酶主要分为来源于水生栖热菌的 *Taq* DNA聚合酶和来源于超古嗜热菌的 *Pfu* 聚合酶。在实际使用时需要根据实验目的选择适应的聚合酶，*Taq* DNA聚合酶相对于 *Pfu* 聚合酶扩增效率高，但后者却有纠错能力，不容易发生错配。模板即扩增用的DNA/RNA链，可以是任何来源，但需要保证较高的纯度及合适浓度，避免高浓度引起抑制。

2. 预变性

一般情况下，未修饰的 *Taq* DNA聚合酶激活时间为2min。在具体实验中聚合酶的加热时间要参考试剂说明，同时要保证模板DNA的完全变性及PCR酶的完全激活。

3. 变性

一般情况下，将循环条件设置成95℃，30s就能够使各种靶DNA序列完全变性。变性时间不宜太长，否则会造成聚合酶活性降低，较短的DNA靶序列变性不彻底，会最终导致扩增失败。

4. 引物退火

一般情况下退火温度会以 T_m 值作为参考，并依据多种因素共同确定，同时根据所需要扩增的长度适当下调。后续实验会根据此次实验的结果调整退火温度。退火温度对PCR特异性的影响较大。

5. 引物延伸

一般情况下，引物延伸的温度设定为 *Taq* DNA 聚合酶的最适温度，即 72℃。在扩增长度较短且退火温度较高的情况下，延伸时间甚至可以省略。延伸时间主要取决于扩增片段的长度，通常建议 1000bp 以上的片段，使用含有 *Pfu* 及其衍生物的酶，在每 kbp延伸 1min 的设定条件下进行延伸。

6. 循环数

PCR 通常包含 25～35 个循环，过多循环容易引起非特异性扩增。循环数对 PCR 扩增的产物量有决定性影响。当模板初始浓度较低时，可以增加循环数以实现有效扩增。然而，循环数并非可以无限制增加，一般循环数在 30 个左右，当超过 30 个循环后，DNA聚合酶的活性会逐渐达到饱和状态，PCR 扩增产物量不会再随着循环数的增加而增加。

7. 最后延伸

在最后一个循环之后，反应需要在 72℃下保持 5～15min，这样可以确保引物得到完全延伸，并使单链产物退火形成双链结构。

（四）SYBR Green Ⅰ染料法实时荧光定量 PCR 实验步骤

SYBR Green Ⅰ染料是一种仅能够和双链 DNA 结合的染料试剂。在 PCR 实验过程中，过量的 SYBR 荧光染料能够特异性地在双链 DNA 合成中掺入其结构之间并发射出荧光信号。重要的是，PCR 产物的扩增只有在掺入 SYBR 荧光染料的情况下才能产生特异性扩增。利用该性质可以判断双链 DNA 熔点的性质，并且通过熔点曲线可以进一步识别扩增产物和引物二聚体状态，从而判断是否达到特异性扩增。除此之外，SYBRGreen Ⅰ能与所有双链 DNA 结合，价格低廉且通用性较好，无须针对不同模板而特别定制。但 SYBR Green Ⅰ荧光染料的这种特性也导致它能够与所有双链 DNA 结合，形成引物二聚体、单链二级结构及错误的扩增产物，进而导致假阳性的产生。

1. 用品

（1）器材：实时荧光定量 PCR 仪（ABI 系列、Bio-Rad 系列等，本实验以 ABI 7300为例），离心机等。

（2）试剂：cDNA，引物，SYBR Green Ⅰ荧光染料 PCR 试剂盒等。

2. 操作步骤

（1）试验设计：根据实验目的确定研究的目的基因，设计反应板。在同一个反应板上应该包括标准品组、未知样品组（即实验组）、阴性对照组和阳性对照组、内参组。

1）选择标准品：质粒病毒、RNA、PCR 产物等均可作为标准品，标准 DNA 或 RNA 必须为单一的纯种 DNA 或 RNA。绝对定量可以确定某个病原体的绝对拷贝数，通常通过构建 TA 克隆载体进行，检测基因表达量的相对变化时，可以相应基因对应的 PCR 纯化产物作为标准品。

2）标准品有时需经过几个量级的稀释，当质粒 DNA 或体外转录 RNA 浓度不够时，需要进行浓缩，以便建立一系列浓度梯度；而以 PCR 产物作为标准品通常不需要浓缩。标准品的 Ct 值在 18～30 之间较好，并要求能覆盖整个未知样品浓度区间，未知样品浓度通过预实验确定。将稀释后的标准品等分为几份，并储存在 -80℃ 条件下，在使用前只解冻一次。

3）设立阴性对照组：此组除了不含模板 DNA 外，其余反应成分与未知样品组相同。可用于检测反应中是否有 DNA 模板污染。

4）设立阳性对照组：通常选用管家基因 *β-actin*、*GAPDH* 等作为阳性对照，可用于检测 PCR 仪反应过程或反应试剂是否正常。

5）内参组通常选用管家基因 *β-actin*、*GAPDH* 来校正生物学误差，如细胞数量差异、RNA 抽提效率、反转录效率等。内参组、标准品组者可以替代阳性对照组。

6）每个样本可设计 3～6 个复孔。

（2）引物设计原则

1）在 PCR 扩增过程中，为了扩增所需的保守片段，必须选择长度为 100～200bp 的保守片段作为引物。

2）上下游引物的长度一般为 18～30bp，其 T_m 值处于 58～62℃，并且尽量保证上下游引物 T_m 值之间的差异不超过 2℃。在 PCR 反应中，T_m 值是指 DNA 双螺旋结构在热变性过程中，紫外吸收达到最大值一半时的温度。计算方式：

引物小于 20mer 时，公式为：$T_m = 2℃ \times (A+T) + 4℃ \times (G+C)$

引物大于 20mer 时，公式为：$T_m = 81.5 + 0.41 \times (GC\%) - 600/L$

其中 L 为引物的长度。

3）确保引物中鸟嘌呤和胞嘧啶的含量在 40%～60%，过少会导致扩增效果不佳，过多则易出现非特异性条带。ATCG 最好随机分布，应避免引物中出现多个重复的碱基，尤其是要避免出现 4 个或更多的 G 碱基。

4）引物的 3'端最好不为 G 和（或）C；引物 3'端的 5 个碱基不应出现 2 个连续的鸟嘌呤或胞嘧啶；避免由于引物设计问题导致反向重复序列形成二级发夹结构，以及引物间配对形成二聚体结构。

（3）准备反应板：在反应板标记标识，每个目标序列需包括一组标准品。加样时须在冰上操作，并且将标准品与目标序列放在同一个反应板上。

（4）可按照表 9-1 准备 PCR 扩增体系（50μl/孔或按比例减少至 20μl/孔）。

表 9-1　**PCR Master Mix**（PCR 扩增预混合试剂）

反应成分	容积（μl）/样本	终浓度
PCR Master Mix 2×	25.0	1×
正向引物	5.0	50～900nmol/L
反向引物	5.0	50～900nmol/L
cDNA 样本	5.0	10～100ng
无核酸酶水	10.0	/
总计	50.0	/

（5）封膜将其装入 ABI 7300 PCR 仪，按试剂盒说明书设定程序。如为染料法，添加熔解曲线。

（6）试验结束，进行数据分析。

设定基线和阈值。

1）基线：对于 ABI 7300 的 SDS 软件，基线设置采用默认值范围为 3～15 个循环，软件会自动分析数据并提供结果和图谱。如果 Ct 值>18，可以自动分析结果；如果 Ct 值<18，则需要手动分析数据。国产试剂的基线起点设为 6 个循环，进口试剂的基线起点设为 3 个循环。基线终点的选择是以最小 Ct 值减 4，确保基线长度≥6 个循环。

2）阈值：阈值应该设定在指数增长阶段，并高于基线阶段的水平，即在背景水平之上并尽可能低。阈值设置得过高或过低都会增加组间重复的标准偏差。

3）Ct 值：是指光信号到达设定阈值所经过的循环数，或者是从基线到指数增长拐点对应的循环数。通过已知起始拷贝数的标准品可以建立标准曲线，横坐标为起始拷贝数的对数，纵坐标为 Ct 值；每个模板的 Ct 值与模板起始拷贝数的对数呈线性关系，起始拷贝数越多，Ct 值就越小。因此，样品的起始浓度通过 Ct 值和标准曲线计算得到。浓度增加 1 倍，则 Ct 值减少 1 个单位；浓度增加 10 倍，则 Ct 值减少 3.3 个单位。

4）熔解曲线：是一种检测引物二聚体、非特异性扩增等情况的重要技术。使用 SYBR Green 染料进行荧光定量 PCR 时需要进行熔解曲线分析，因为 SYBR Green 能够结合所有双链 DNA。通常引物二聚体的 T_m 值在 72～75℃，主要产物的峰值在 82℃左右或更高。如果出现多个峰值，通常表示存在非特异性扩增，可以通过琼脂糖凝胶电泳进行验证。

（五）常见问题

1. 无 Ct 值出现

（1）荧光信号检测步骤存在误差：一般而言，SYBR Green I 染色法在 72℃延伸期间进行信号采集，而 TaqMan 法通常在退火或延伸结束后采集信号。

（2）可通过凝胶电泳检测引物或探针的完整性，判断样品是否发生降解。

（3）在模板不够且缺失样品浓度数据的情况下，可以从系列稀释样品中的最高浓度开始进行处理。

（4）为避免模板降解，在样品制备过程中需减少杂质的引入，并尽量避免反复冻融。

2. Ct 值出现过晚（Ct>38）

（1）扩增效率低的可能原因包括反应条件、引物或探针设计不合理。可以通过改用三步扩增法进行扩增、适当降低退火温度或增加镁离子浓度等方法，提高扩增效率。

（2）PCR 的上样量不够，或者反应中多种成分被降解。

（3）如果 PCR 产物过长，可以考虑将产物长度调整至 80～150bp。

3. 标准曲线线性关系不佳

（1）进行标准品加样时，未做到梯度上样。

（2）重新制备标准品且尽量避免反复冻融。

（3）引物或探针出现问题：进行序列优化，更换更好的引物和探针。

（4）模板的浓度太高或存在抑制 PCR 反应的物质。

4. 负对照有信号

（1）引物设计缺陷：应尽量避免碱基互补造成的二聚体或发夹（卡）结构的出现。

（2）引物浓度过高：在上下游引物配比正确的前提下，适当降低浓度。

（3）镁离子浓度过高：更换 Mix 试剂盒或适当降低浓度。

（4）模板基因组污染：尽量提取出纯的 RNA 以避免基因组 DNA 的引入，改变引物序列避免产生非特异性扩增。

5. 扩增效率低

（1）如反应试剂中某些成分被降解，应首先判断荧光染料是否被降解。

（2）反应条件不够优化：适当降低退火温度或采用三步扩增法进行扩增。

（3）反应体系中存在抑制 PCR 反应的物质：一般情况下，加入模板时可能会引入一些抑制 PCR 反应的物质，此时可适当稀释模板浓度，再将其加入反应体系中，以降低影响。

6. 出现"S"形异常扩增曲线

（1）参比染料设定不正确（Master Mix 不加参比染料时，选 NONE）。

（2）模板的浓度太高或者降解。

（3）荧光染料的降解。

7. qRT-PCR 实验可用反应管及管盖

200μl 光学八联管配合光学膜、200μl 光学八联管配合平盖的光学八联管盖、96 孔光学反应板配合光学膜。

8. 同一试剂在不同仪器上产生不同曲线时，如何判断

（1）判断标准：扩增效率、灵敏度、特异性。

（2）若所有曲线的扩增效率均在 90%～110%，并且可确定均为特异性扩增，则数据可用于分析。

9. 如何判断 PCR 仪的样本加热块是否受到污染，受到污染时应怎样清除

（1）使用背景校正反应板观察，若有 1 个或 1 个以上的孔显示出不正常的高信号，则表明相应的孔受到了污染。

（2）无须在样本块上放置任何物品，执行感兴趣区域（ROI）的校正，若某个孔的信号明显高于其他孔位，则表明相应的孔受到了污染。

（3）清除样本加热块的污染，步骤：

1）在每个受污染的反应孔中加入少量乙醇并反复吹打。

2）用移液器将废液转移至废液桶中。

3）按 1）2）步骤分别用乙醇和去离子水重复进行 3 次。

4）将反应孔中的残留液体完全蒸发。

第三节　原位杂交操作流程

原位杂交（*in situ*）是一种将已知顺序核酸作为标记探针与细胞或组织切片中的靶标核酸进行杂交，从而精确定位靶标核酸顺序的方法，其既可以在细胞样本上也可以在组织样本上进行。

（一）分类

1. 基因组原位杂交技术

基因组原位杂交（genome *in situ* hybridization，GISH）技术是利用不同物种之间 DNA 的同源性差异，以另一物种的基因组 DNA 为模板，在目标染色体上进行原位杂交。最初，GISH 技术主要用于动物研究，并首次应用于小麦杂种和栽培种的鉴定方面。

2. 荧光原位杂交技术

荧光原位杂交（fluorescence *in situ* hybridization，FISH）技术，即将荧光标记的核

酸探针与切片上的染色体或 DNA 发生特异性杂交，再通过荧光检测系统检测切片上的目标 DNA 序列，从而确定其杂交位点。FISH 技术具有快速、高灵敏度和无污染等优点，在染色体鉴定、基因定位和异常染色体检测等领域得到广泛应用。

FISH 技术利用荧光标记的核酸探针和已经变性的核酸片段能够在退火过程中的温度下复性的特点，在将分析目标固定在原位的前提下，通过荧光显微镜观察荧光信号并进行分析。荧光标记的 DNA 探针是最常用的一类探针，可以用来分析组织、细胞或染色体中的 DNA，在染色体和基因水平上进行分析。荧光标记的探针不会对环境造成污染，保证了检测灵敏度，并且可进行多色观察分析，因此可以同时使用多个探针，从而缩短了分析周期并克服某些技术难题。

3. 多彩色荧光原位杂交技术

多彩色荧光原位杂交（multicolor fluorescence *in situ* hybridization，mFISH）是一种通过不同颜色的荧光素单独或混合标记，以检测多靶标基因的新技术。因不同靶位点在荧光显微镜下呈现出不同的颜色，因此该技术被称为多彩色荧光原位杂交。这一技术克服了传统 FISH 技术的局限性，在遗传物质突变和染色体基因定位，以及多基因同时检测等方面得到广泛应用。

4. 原位 PCR

原位 PCR 是一种细胞定位与 PCR 高灵敏度相结合的原位杂交技术，可直接在细胞制片（如爬片、甩片或涂片）或组织切片（如石蜡切片、冰冻切片）上扩增目标基因片段，并通过添加标记基团直接进行显色或结合原位杂交来进行检测。

（二）原理

RNA 原位核酸杂交是一种用于检测细胞和组织内 RNA 表达的技术，也称为 RNA 原位杂交组织化学或 RNA 原位杂交。其基本原理是利用核酸分子之间的碱基互补特性，将探针与组织、细胞或染色体上的待测 DNA 或 RNA 进行互补配对形成杂交分子，通过特定的检测手段，可以在组织、细胞或染色体上显示出待测核酸的位置。使用标记的已知 RNA 核苷酸片段，按照核酸杂交中的碱基配对原则与待测细胞或组织中相应的基因片段发生杂交，形成的杂交体经过显色反应后，可以通过光学显微镜或电子显微镜观察到细胞内相应的 mRNA、rRNA 和 tRNA 分子。随着科学技术的更新迭代，RNA 原位杂交技术的应用已经得到显著拓展，尤其是在基因分析和诊断方面。该技术能够对相应的靶标分子进行定性、定位和定量分析，已经成为最有效的分子病理学技术之一。同时，它也展示了分子生物学技术在分析低丰度和罕见 mRNA 表达方面的重要潜力。

（三）应用范围

（1）细胞特异性 mRNA 转录的定位：可用于基因表达和图谱构建，以及基因组进化方面的研究。

（2）感染组织中病毒 DNA/RNA 的检测和定位：如 EB 病毒 mRNA、巨细胞病毒 DNA 及人乳头状瘤病毒的检测。

（3）检测某些功能基因、抑癌基因的表达和变化，以及正常基因是否突变为癌基因。

（4）检测基因在染色体上的位置是否正确。

（5）检测染色体的数量是否存在异常或者染色体易位的可能。

（6）细胞遗传学中对于细胞间期的研究：如肿瘤的诊断、生物学剂量的判定、产前遗传病诊断，以及潜在遗传病基因携带者的确定等。

（四）实验准备

1. 模板 DNA 的准备

（1）使用 Quick Clean 5M Miniprep Kit（一种质粒 DNA 提取和纯化试剂盒；250 份，来自 Gen Script）收集质粒 DNA。

（2）将质粒 DNA 线性化，用凝胶检测。

（3）使用 Quick Clean 5M PCR 纯化试剂盒（250 份，来自 Gen Script）纯化线性化的质粒 DNA。

（4）浓缩 DNA

1）纯化后的质粒 DNA 50μl。

2）3mol/L NaAc（4℃）5μl（1/10 体积）。

3）100%乙醇（4℃）125μl（2.5 体积）。

4）糖原（–20℃）1.5μl。

5）混合，–80℃条件下放置 30min。

（5）4℃条件下 14 000g 离心 30min。

（6）保留颗粒，在冰面上加入 80%乙醇 500μl，混匀。

（7）4℃条件下 14 000g 离心 10min。

（8）保存颗粒，晾干。

（9）将颗粒重悬于 5μl DEPC 处理过的冰水中。

（10）准备合成探针或保存在–20℃条件下。

2. 探针的准备

（1）将试剂加热至室温（T7 或 T3 RNA 聚合酶除外）。

（2）在冰上操作，使用以下试剂配制 20μl 反应体系：

1）模板质粒 DNA 5μl（1～4μg）。

2）RNase-free 水 8.5μl。

3）10×转录缓冲液 2μl。

4）10×NTP 贴标混合物 2μl。

5）RNase 抑制剂 0.5μl（20U）。

6）RNA 聚合酶（T7 或 T3）2μl（40U）。

（3）混合，37℃孵育 2h。

（4）加入 2μl DNase Ⅰ（20U，RNase-free），37℃静置 15min。

（5）加入 2μl 0.2mol/L EDTA（pH=8.0）。

（6）加入 2.5μl 4mol/L 氯化锂和 75μl 预冷的无水乙醇均匀混合，然后在–80℃条件下放置至少 30min。

（7）4℃条件下 14 000g 离心 15min。

（8）保存颗粒，用 50μl 预冷（–20℃）的 70%乙醇冲洗。

（9）4℃条件下 14 000g 离心 5min。

（10）保存颗粒，晾干。

（11）加入 50μl DEPC 处理水。

（12）通过凝胶法测定浓度。

（13）配制后置于–80℃条件。

3. 试剂的准备

（1）0.1% DEPC 处理水的配制见表 9-2。

表 9-2　0.1% DEPC 处理水的配制

试剂名称	剂量
蒸馏水	3000ml
DEPC	3ml

摇匀后静置一夜，用高压灭菌器加热，即可备用。

（2）8%多聚甲醛（PFA）原液的配制见表 9-3。

表 9-3　8% PFA 原液的配制

试剂名称	剂量
PFA	80g
1×PBS（用 DEPC 处理水制成）	1000ml

加热至 65℃，搅拌；加入氢氧化钠至溶解；冷却，调整 pH 至 7.4，然后在 4℃ 条件保存。

（3）4% PFA 工作溶液。在处死动物前应准备好 PFA 溶液。方法：使用 1×PBS（用 DEPC 处理水制成）将 8% 的 PFA 稀释到 4%。

（4）15% EDTA 脱钙溶液的配制见表 9-4。

表 9-4 15% EDTA 脱钙溶液的配制

试剂名称	剂量
EDTA	450g
DEPC 处理水	2760ml
氢氧化钠溶液	240ml

搅拌至溶解，调整 pH 至 7.2，然后高压灭菌。

4. 组织的准备

（1）固定。4℃ 条件下，将组织样品和 4% PFA 按至少 1∶10 的比例固定样品 24h。

（2）脱钙作用。以 1∶（50～100）的比例将样品从 4% PFA 转移到 15% EDTA 中（在使用前加入 8% PFA，使 PFA 的最终浓度为 0.5%，即每 100ml 15% EDTA 中加入 6.7ml 8% PFA）。之后放入 4℃ 条件下摇晃，每天更换 EDTA。成年小鼠应在 1 周内去除矿物质。

（3）石蜡包埋。脱钙标本用 DEPC 处理水冲洗 3～4 次，然后放入全自动组织处理器中进行包埋。

（五）实验步骤

1. 动物组织 DIG-cRNA 探针原位杂交实验步骤

（1）第一天（无 RNase）

1）脱蜡和补水。将组织样品按照以下顺序进行处理：二甲苯 10min×2 次；无水乙醇 5min×2 次；75% 乙醇 5min×1 次；50% 乙醇 5min×1 次；25% 乙醇 5min×1 次；含 0.1% Tween-20 的 1×PBST 5min×1 次。

2）固定。将组织样品按以下顺序进行处理：

A. 4%PFA：固定 20min。

B. 1×PBST：5min×2 次。

C. 2% Gly/PBST：5min×2 次。

D. 1×PBST：5min×2 次。

3）消化。将组织样品在 37℃ 条件下放入蛋白酶 K 浓度为 20μg/ml 的 PBST 溶液中消化 20min，再用 4% PFA 处理 20min，最后用 PBST 清洗 3min×2 次。

4）乙酰化作用。用 pH 8.0 的 0.1mol/L 三乙胺缓冲液（3.33ml 三乙胺+250ml DEPC 处理水）摇晃清洗 10min，再放入 0.1mol/L 三乙胺/乙酸酐缓冲液（0.65ml 乙酸酐+250ml 0.1mol/L 三乙胺）摇晃清洗 10min，最后用 PBST 清洗 3min×2 次。

5）杂交。将含有 1μg/ml 探针的杂交溶液加热至 82℃保持 15min，然后放于冰上冷却，将杂交溶液滴在切片上（70～100μl/片），盖上塑料盖或伞膜，在 56～64℃下孵育过夜。

注意：所有试剂均由 DEPC 处理水制得。

（2）第二天

1）洗脱。

A. 将玻片转移至 56～62℃蒸馏水中，浸泡几分钟，盖套将自动从玻片上脱下。

B. 使用清洗 I 溶液 70℃条件下清洗 10min×2 次。

C. 使用清洗Ⅲ溶液 65℃条件下清洗 10min×2 次。

D. 将 TBST 加热至室温后，清洗摇晃 5min×3 次。

2）封闭。使用封闭剂加热至室温后封闭 1h（10%封闭剂保存于 2～8℃，使用当天，用马来酸缓冲液稀释至 1%）。

3）抗体（Ab）孵育。4℃条件下用 1∶5000 碱性磷酸盐 DIG 抗 Fab 片段孵育过夜（用 TBST 稀释）。

试剂配制方法见表 9-5～表 9-7。

表 9-5　清洗 I 溶液 100ml 配制表（50%甲酰胺+5×SSC+1% SDS）

试剂名称	剂量
甲酰胺	50ml
20×SSC	25ml
蒸馏水	20ml
20% SDS	5ml

表 9-6　清洗Ⅲ溶液 100ml 配制表（50%甲酰胺+2×SSC）

试剂名称	剂量
甲酰胺	50ml
20×SSC	10ml
蒸馏水	40ml

表 9-7　TBST 500ml 配制表（0.01mol/L NaCl+0.025mol/L Tris·HCl+0.5% Tween-20）

试剂名称	剂量
5 mol/L NaCl	1ml
1 mol/L Tris·HCl（pH=7.5）	12.5ml
蒸馏水	484ml
Tween-20	2.5ml

（3）第三天

1）洗脱。TBST 清洗 5min×1 次后用洗涤缓冲液清洗 10min×2 次（表 9-8）。

表 9-8　洗涤缓冲液配制表（0.1mol/L 马来酸 + 0.15mol/L NaCl + 0.3% Tween-20）

试剂名称	剂量
马来酸	5.8g
生理盐水	4.383g
蒸馏水	450ml
Tween-20	1.5ml

注：用 NaOH 调节 pH 至 7.5。

2）显色反应。选择紫色或者红色进行显色反应。

A. 紫色：采用硝基蓝四氮唑/5-溴-4-氯-3-吲哚磷酸（NBT/BCIP）碱性磷酸酯酶显色。

用检测缓冲液（表 9-9）清洗 5min×2 次→NBT/BCIP（将 1∶50 的 NBT/BCIP 原液与检测缓冲液按 1∶1 比例稀释或按照 44μl NBT+33μl BCIP+10ml 检测缓冲液配制）。

表 9-9　检测缓冲液配制表（500ml；0.1mol/L Tris·Cl + 0.1mol/L NaCl）

试剂名称	剂量
1mol/L Tris·Cl（pH=9.5）	50ml
5mol/L NaCl	10ml
蒸馏水	440ml

B. 红色：使用 VECTOR 红显色试剂盒

Tris 缓冲液洗 5min→40ml Tris 缓冲液+试剂盒中各试剂 16 滴（表 9-10）。

表 9-10　Tris 缓冲液配制表（100mmol/L Tris·Cl + 0.1% Tween-20，pH=8.5）

试剂名称	剂量
1mol/L Tris·Cl（pH = 8.5）	4ml
蒸馏水	36ml
Tween-20	40μl

3）消除污点。用自来水冲洗，然后用甲基绿去污点。

A. 20×SSC：3mol/L 氯化钠（氢氧化钠调节 pH 至 7.0，高压）+ 0.3mol/L 柠檬酸钠。

B. 马来酸缓冲液：100mmol/L 马来酸（氢氧化钠调节 pH 至 7.5，高压）+ 150mmol/L 氯化钠。

2. 硬组织原位杂交实验步骤

（1）样品制备（此步骤中双蒸水均需经 DEPC 处理）。

1）将组织固定在由经 DEPC 处理的 PBS 配制而成的 4% PFA 中，4℃条件下过夜。之后，用经 DEPC 处理的 PBS 简单清洗组织。

2）在 4℃条件下，用经 DEPC 处理的 16.52% EDTA 溶液将组织脱钙（5 天以内的鼠头，脱钙 2 天；6～10 天的鼠头，脱钙 4 天，更换 1 次溶液；11～15 天的下颌骨和鼠头，脱钙 6～7 天，每隔 1 天，更换 2 次溶液；16～21 天的下颌骨和鼠头，脱钙 8～9 天，更换 3 次溶液）。之后，用经 DEPC 处理的双蒸水简单清洗组织。

3）在梯度乙醇中进行组织脱水，然后用二甲苯清除，最后通过石蜡包埋。切勿在石蜡中长期保存组织，一般在第一次放入 60℃烘箱后每隔 2～3h 更换 1 次石蜡。

4）进行 5μm 厚冷冻切片，将组织切片铺在载玻片上，37℃条件下干燥过夜，4℃冷藏保存。

（2）预处理（此步骤及之后环节所用双蒸水不需经 DEPC 处理）

1）60℃下烘烤 1h。

2）在二甲苯中脱蜡 5min×2 次，然后用 100%乙醇处理 2min×2 次，最后在 60℃下干燥切片 2min。

3）用疏水性记号笔在载玻片上的组织周围画出大小合适的圈。

4）为了去除内源性过氧化物，需要在每个载玻片上加入几滴 RNA scope 过氧化氢溶液，室温下孵育 10min 后，在双蒸水中洗涤 2min×2 次。

5）目标检索：将载玻片放入 1×目标检索剂中（大约 35ml），放置于 50ml 离心管中，然后在沸水中静置 30min，再用双蒸水洗涤 2min（在有些组织中，如门牙，牙本质基质会在目标提取后覆盖在整个成牙本质细胞层，在去除这些漂浮的牙本质基质时要注意不要损坏细胞。也可以在室温下干燥过夜，但要注意保护载玻片，避免其受到污染）。

6）蛋白酶修复：在每个载玻片中加入几滴 RNA scope 蛋白酶，在 40℃下孵育 30min，然后用双蒸水洗涤 2min×2 次。

（3）杂交。将探针溶液预热至室温，然后在每个切片中加入几滴 RNA scope 探针溶液，在 40℃下孵育 2h（信号微弱时，可以孵育 2.5h，但可能会产生非特异性信号）。最后在 1×洗涤缓冲液中洗涤 2min×2 次。

（4）信号放大。

1）在每个切片中加入几滴 hybridize AMP2 溶液，在 40℃下孵育 15min。在 1×洗涤缓冲液中洗涤 2min×2 次，然后依次加入 hybridize AMP3 溶液、hybridize AMP4 溶液并重复上述步骤。

2）在每个切片中加入几滴 hybridize AMP5 溶液，室温下孵育 30min。在 1×洗涤缓冲液中洗涤 2min×2 次，然后加入 hybridize AMP6 溶液并在室温下重复洗涤。

（5）检测。在孵育前 5min 左右做快红（Fast Red；A∶B=60∶1）检测。在每个切片中加入一定量的 Fast Red 溶液，在室温下孵育 10min。最后放入双蒸水中停止反应。

（6）复染。

1）50%苏木精复染 4min，用双蒸水冲洗 3 次。

2）在 0.3%氨水中洗涤 0.5min 后用双蒸水洗涤。

3）在 60℃条件下完全干燥切片 4～5min。

4）用新鲜二甲苯清洗 0.5min×2 次。

5）在通风柜中干燥 1min 或更长时间。

（7）注意事项。

1）在杂交步骤中建议采用阴性对照进行对比。

2）使用前将 hybridize AMP1 溶液平衡至室温。

3）对于微弱信号，可以采用 AMP5 孵育 60min，但时间超过 60min 会产生非特异性信号。

4）对于微弱信号，可以采用 AMP6 孵育 25min，但时间超过 25min 会产生非特异性信号。

5）检测时发现信号较强，可提前停止孵育。此过程中孵育超过 10min 会产生非特异性信号。

6）检测后不应使用乙醇干燥切片，因为它会消解该过程中的红色信号。

（六）染色图片（图 9-2、图 9-3，见彩图 9-2、彩图 9-3）

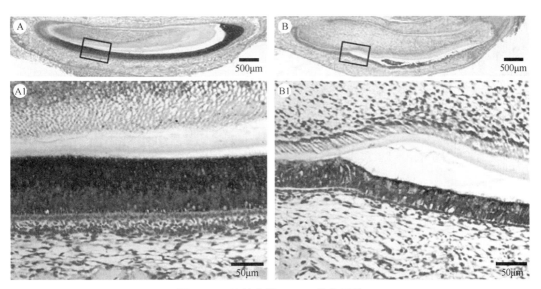

图 9-2　3 日龄小鼠 mRNA 染色图片

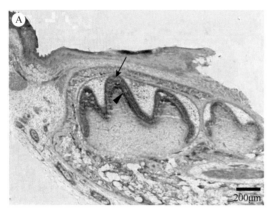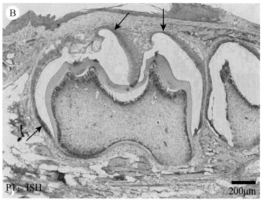

图 9-3 1 日龄（A）和 11 日龄（B）小鼠磨牙染色图片

（七）常见问题处理

1. 敏感度低

原因 1：探针效率低。

解决方法：

A. 检查贴标效率，增加标记反应。

B. 通过高纯 PCR 产物纯化试剂盒或酚纯化模板 DNA。

C. 确保模板在标记前线性化。

D. 不要将模板存储在 EDTA 浓度超过 0.1mmol/L 的缓冲区中。

E. 检查目标 RNA 或 DNA 的数量和质量。

原因 2：杂交中的探针浓度低

解决方法：

A. 将探针浓度增加至 100ng/ml。

B. 延长杂交时间至过夜。

2. 低背景

原因 1：Northern blot 实验中目标分解或信号微弱。

解决方法：

A. 在无 RNase 条件下工作。

B. 使用地高辛洗涤液（DIG wash）和封闭缓冲液组合（Block buffer set）。

原因 2：标记探针浓度过高。

解决方法：通过现场测试量化标记探针。不要使用浓度超过 100ng/ml 的杂交混合物。

A. 降低探针浓度。

B. 确保膜浸泡在足够的预杂交溶液中。

原因 3：膜类型错误

解决方法：

A. 更换尼龙膜类型。

B. 浆膜始终保持湿润。

原因 4：洗脱失效

解决方法：

A. 检查洗涤液温度，预热洗涤液至正确温度。

B. 调整洗涤液浓度，从 0.5×SSC 降至 0.1×SSC。

（孟　琰　樊马娟）

参 考 文 献

陈春悦，2011. RT-PCR 法快速筛查视网膜母细胞瘤 RB1 基因突变的研究[D]. 杭州：浙江大学.

丁沃娜，2009. 水稻根毛发育调控基因 OsRHL1 的克隆及功能研究[D]. 杭州：浙江大学.

郭美，2009. ACO 基因 RNAi 载体转化亚洲百合'精粹'及试管苗移栽技术的研究[D]. 咸阳：西北农林科技大学.

洪敬欣，2007. p100 蛋白与 U5 snRNP 特异蛋白人 Prp8 和人 Snu114 相互结合作用的研究[D]. 天津：天津医科大学.

胡盛平，陈强锋，罗金成，2004. Northern 印迹方法的改良及其应用[J]. 汕头大学医学院学报，17（4）：212-215.

李竹红，刘德培，梁植权，1999. 改进的反向 PCR 技术克隆转移基因的旁侧序列[J]. 生物化学与生物物理进展，26（6）：600-602，623.

罗德炎，2009. 大流行流感裂解疫苗的研制及关键技术的研究[D]. 重庆：第三军医大学.

亓燕红，2011. 彩色玉米籽粒中参与花青素合成基因的表达分析[D]. 泰安：山东农业大学.

杨秋姣，2015. 抗虫基因对大豆遗传转化及转基因株系安全性评价[D]. 阿尔塔：塔里木大学.

郑豪盈，2015. 杀线虫芽孢杆菌（ Bacillus nematocida B16)spo0A 基因在生物防治应用中的功能研究[D]. 南阳：南阳师范学院.

第十章　口腔硬组织相关细胞培养

第一节　细胞培养概述

细胞培养是指在体外模拟体内正常生理条件下的无菌环境，使从体内分离的细胞或组织在培养皿中能够正常生存和增殖的方法。通过该方法可以得到大量用以研究细胞形态结构、生理特征及功能机制的目的细胞。

一、无菌操作

细胞培养的全过程必须在无菌环境中进行。为避免环境中的微生物及其他有害物质的影响，需要特殊的无菌室。无菌室应包括操作间和缓冲间两部分。操作间要求有供无菌操作的超净工作台、观察培养细胞的倒置显微镜、离心细胞的小型离心机、复苏细胞和预热培养基的水浴锅等。培养细胞所需要的氧和二氧化碳由接有二氧化碳钢瓶的培养箱提供。培养箱中充填二氧化碳的目的是缓冲和维持细胞培养基的 pH，以提供适宜细胞生长的酸碱度。除保证操作环境的无菌性，操作过程中也需遵循无菌原则。

1. 工作台消毒

超净工作台在使用前及使用结束后均要用 75%乙醇擦洗，并用紫外线消毒灯照射30min。操作中常用的污物缸、试管架等需用乙醇清洗后放入超净工作台内进行紫外消毒。在进行操作时需关闭紫外灯并打开风机，使超净工作台内流入经除菌板过滤的空气，如此可保持工作台内无菌环境。细胞培养液及其他试剂在受到紫外线照射时，可能发生生化反应，消毒前应预先放在带盖容器内或在紫外灯关闭后随操作携入。同时，超净工作台内要准备酒精灯、酒精棉球，以便在实验过程中随时进行灭菌消毒处理。

2. 洗手

洗手时要洗刷到肘部，然后用 0.2%苯扎溴铵擦洗或用 75%酒精棉球擦拭。实验中如果手不慎触及污染物品，应及时重新洗手。

3. 火焰消毒

在超净工作台进行工作时，所有的操作都应在点燃的酒精灯周围进行，使用的器械需经过火焰稍稍烧灼，以尽量减少污染的可能性。需注意的是，灼烧过的器具如镊子、吸管等都要待冷却后再接触细胞，防止接触组织细胞时造成损害。金属器械在火焰上烧灼时间不能过长，防止烫伤。橡胶制品如胶塞、橡皮吸头不能在火焰上烧灼过长时间，否则烧焦后产生的碳末等有毒物质有可能危害培养细胞。对于一次性塑料器材，不能烧灼，以免变形，但要注意无菌操作。

4. 操作

操作需准确敏捷，但动作幅度及速度不宜过大过快，以防空气流动增加污染机会。工作台上划分区域，分开放置用过和未用的物品，保持用品放置有序，布局合理。不要过早打开消毒物的包装。打开的培养液和培养瓶等应保持斜位或平放，避免开口直立，以防增加落菌的机会。吸取各种液体时，不同的液体要用不同的吸管，防止交叉混合污染。用过的吸管应管口向下放置，防止液体倒流入吸头内导致污染。不能用手触及器皿的消毒部分。如已接触，需用火焰烧灼消毒或更换器皿。操作过程中，切忌面向操作视野大声喧哗、咳嗽、抓耳挠腮或做其他多余的动作，以免将细菌带入工作台内。

二、细胞的分离和培养

根据细胞的增殖代数可以将细胞分为原代细胞和传代细胞。一般情况下，从体内分离的第一代细胞称为原代细胞，原代细胞培养的过程称为原代培养。当原代细胞增殖达到一定密度后，将细胞消化稀释，分装到两个或两个以上的培养瓶或培养皿中使之继续生长的过程称为传代培养，此时的细胞称为传代细胞。

（一）细胞取材

1. 无菌取材

所取标本应避免和化学物质如碘、汞和乙醇等接触。新鲜标本应立即放入含 400U/ml 青链霉素的培养液或磷酸盐缓冲液（PBS）中。所取标本若疑有污染，如从消化道或坏死组织污染区域所取的材料，应将其放至含高浓度抗生素如 500～1000U/ml 青链霉素的漂洗液中浸泡 10min，再做培养。

2. 新鲜取材

取材应注意供体的组织类型、分化程度、年龄等。取新鲜组织，应尽快培养，若不能及时培养，应将组织在 4℃条件下浸泡于培养液内存放，时间不宜超过 24h。

3. 切碎组织

在含少量培养液的器皿中切碎组织，避免组织干燥。取材时采用锐器对组织进行剪切分离，防止细胞因撕扯造成机械损伤。

4. 记录

在获取原代细胞时，应详细记录其来源种属、取材部位及供体的生理情况，并及时保存其电镜样本和组织学样本，以备日后查询。

（二）细胞分离

几乎所有高等生物的组织都是由多种不同类型细胞组成的。为了解某一种细胞的生命活动过程，通常需从组织中分离和纯化目的细胞，并在体外进行培养。根据细胞的物理学和生物学特性及实验目的的不同，可将目的细胞从组织中分离出来。

1. 从组织中分离活细胞

从实体组织中分离活细胞的第一步是将组织制备成游离的细胞悬液。通常将组织剪成小块后，联合或独立应用机械方法（如细切、过筛网等）和酶解法，从而得到游离细胞悬液。酶解法为制备单细胞悬液的常用方法，它是利用特定酶（如胰蛋白酶、胶原酶）进行相应的化学反应，以除掉组织中的一些特定结构，从而消除细胞间的连接和细胞外基质。金属离子螯合剂（如 EDTA）可除去细胞黏着所依赖的钙离子，达到去除细胞黏着的目的。

在采用酶解法时必须遵守以下基本原则：①酶量和作用时间应根据组织量及时调整，并严格控制温度、湿度条件，避免消化时间过长影响细胞状态。②酶解溶液需配制为具有缓冲性的离子强度的等渗溶液。③分离试剂应保持低温，降低细胞的代谢活动，以减少对细胞的损害。

2. 利用细胞的物理和生物学特性分离和筛选细胞

利用贴壁或悬浮生长的特性，可有效将上皮细胞、内皮细胞、成纤维细胞、骨骼肌细胞等与血液细胞和操作过程中形成的死细胞分离，或将生长于血液、腹水或胸腔积液等悬液组织中的细胞有效地分离出来。

利用细胞的密度特性也可有效分离不同的细胞。血浆白蛋白使血浆具有一定的黏稠度和密度，是一种天然的密度介质。外周血中的白细胞密度介于血浆和红细胞之间。分离白细胞时可根据其密度特性，通过 2500g 离心 10min 来实现。在离心力的作用下，细胞可沉降于与自身密度相同的密度平衡点。因此，使用能够形成精细密度梯度的介质，如 percoll（胶体硅）等，可对密度差异较小的细胞进行精细分离。

分离细胞不一定需要复杂的设备，综合利用细胞本身的物理和生物学特性能够对某些特定类型的细胞进行有效分离。一般来说，分离细胞采用的步骤越少，越能提高细胞的存活率和分离产量，并保护细胞原本的生活状态。

（三）原代细胞的分离和培养

原代培养也称初次培养，是指从供体直接获取的组织分离得到所需细胞后，在接种的培养器皿中的首次培养。

原代贴壁细胞的分离和培养

（1）酶消化培养法（图 10-1）

1）概述：结合生化手段将已剪碎的组织小块进一步分散成细胞悬液的方法。目前常用的消化方法如下：

A. 胰酶消化法：胰酶能够水解细胞间质中的蛋白质从而切断细胞间的连接，使其处于单分散状态，以便于传代操作。胰酶消化法适用于消化细胞间质较少的软组织，其消化效果与酶活力、酶浓度、pH、温度，以及组织块的大小和硬度有关，是目前应用最广泛的方法之一。37℃下的胰蛋白酶在 pH=8.0 溶液中拥有最大的活性，但溶液中的钙离子、镁离子和血清会降低胰蛋白酶的活性。因此，配制消化液时应不含上述成分；终止消化时，使用含有钙离子、镁离子和血清的培养液或者胰酶抑制剂进行终止。

B. 胰蛋白酶联合 EDTA 消化法：一般情况下，将 EDTA 按等比或 2 倍于胰蛋白酶的体积配制成混合液有较好的消化效果。配制时需采用不含镁离子和钙离子的 PBS 进行稀释，工作浓度为 0.02% 的 EDTA，能结合细胞间存在的镁离子和钙离子，破坏组织完整性，但单独使用 EDTA 不能使细胞完全分散。EDTA 不能被血清灭活，必须用离心等方法去除，否则 EDTA 的存在会改变培养液的钙离子浓度，影响细胞贴壁和生长。

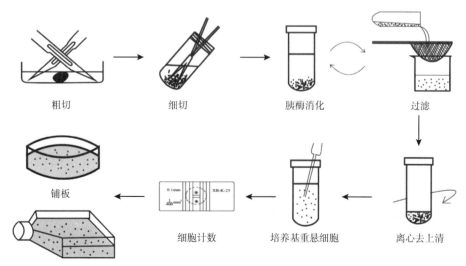

图 10-1 酶消化法原代细胞的分离和培养

C. 胶原酶消化法：胶原酶对细胞间质有较好的消化作用，可根据所消化的组织类型选择不同的胶原酶。该方法适于消化纤维性组织、上皮组织及癌组织等。胶原酶可用PBS或含血清的培养液配制，工作浓度通常为200U/ml或0.1～0.3mg/ml。

2）用品

A. 器材：超净工作台、恒温培养箱、显微镜、离心机、眼科剪、组织镊、离心管、不锈钢细胞筛、酒精灯、血细胞计数板、移液管、吸管、培养皿等。

B. 材料：待培养组织块。

C. 试剂：培养液、0.25%胰蛋白酶、PBS。

3）操作步骤

A. 组织块处理：将组织块置于培养皿中，PBS漂洗2～3次以去除血污。

B. 剪切：使用眼科剪将组织剪成1mm³大小的组织块。

C. 消化分离：组织块中加入0.25%胰蛋白酶，于37℃恒温摇床振荡消化至组织块膨松呈絮状。镜下观察，组织分散成细胞团或单个细胞时立即终止消化。将消化液通过不锈钢细胞筛后，以500～1000r/min离心5min。弃去上清后，加入适当完全培养基制备细胞悬液。

D. 细胞计数：使用细胞计数板或计数仪进行细胞计数。

E. 培养：根据计数结果将细胞浓度调整为$1×10^5$/ml后接种细胞，并置于培养箱中培养。

F. 观察：24h后，通常可见到多数细胞贴壁。3～4天时，细胞生长繁殖，数量逐渐增加，可见孤立细胞岛形成，此时细胞透明，颗粒少，界限清楚。随细胞继续生长繁殖，代谢产物不断堆积，CO_2增多，培养液逐渐变酸呈黄色，但液体仍澄清，此时可换液一次。培养7～10天时，细胞基本铺满皿底形成致密单层，可进行传代培养。

（2）组织块培养法（图10-2）

1）概述：组织块贴附于皿壁后，细胞可沿组织块边缘向外生长，此方法适用于骨、牙周膜和牙髓等组织。

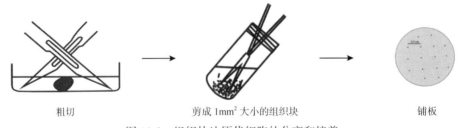

粗切　　　　　　　　剪成1mm²大小的组织块　　　　　　　　铺板

图10-2　组织块法原代细胞的分离和培养

2）用品

A. 耗材：吸管、眼科剪、组织镊、离心管、移液管、培养皿、血细胞计数板。

B. 设备：显微镜、离心机、酒精灯、超净工作台、恒温培养箱等。

C. 材料：待培养组织块。

E. 试剂：培养液、PBS。

3）操作步骤

A. 组织块处理：用含青链霉素的无菌 PBS 漂洗组织 2～3 次，去除血污后，剪成 1mm³ 大小的组织块。

B. 接种：用吸管吸取组织块排布在培养皿底部，小块相互距离以 0.5cm 为宜。加入培养基避免组织干燥，注意加入培养基的体积，防止组织漂浮起来。

C. 培养：将组织块放入细胞培养箱中培养 2～4h。待组织小块微干涸并紧贴培养皿壁时，缓慢加入适当培养基浸没组织块并使其保持湿润即可。放入恒温培养箱静置培养 24h 后，可视情况进行补液或换液。操作移动培养皿时动作要尽量轻柔，避免撞击组织块而使组织块从皿上脱落。如果组织块没有贴壁，则细胞不能生长。

D. 观察：在倒置相差显微镜下观察，贴壁的组织小块周围可见生长晕。生长晕表明细胞分裂和细胞数量的增多，生长晕的大小代表细胞生长增殖的快慢。随培养时间增加，细胞进一步生长分裂，生长晕呈放射状向外扩展并逐步连成片，每 3～5 天换液，以补充营养并去除代谢产物和漂浮的组织小块。待细胞长成单层时，进行传代培养。

（四）传代培养

细胞培养一般采用培养瓶、培养皿或其他容器，生存空间相对孤立，营养相对有限。细胞原代培养后，瓶底逐渐被细胞覆盖，细胞密度不断增大，生存的空间不足及营养缺乏，这些因素都会影响细胞生长。为了维持细胞的正常生长和繁殖，需要对原代细胞进行传代培养。一般情况下，一代细胞是指从细胞接种培养到第一次传代后培养的细胞。第一代细胞再进行分离、接种和培养称为二代细胞，依此类推。细胞倍增指的是细胞数增加一倍。一般细胞培养一代可倍增 2～6 次。

细胞传一代以后，细胞群体一般要经过潜伏期、指数生长期与平台期三个阶段。细胞接种后呈悬浮状态，在 0.5～4h 内贴壁，此时细胞进入潜伏期，此期无细胞增殖发生。原代细胞潜伏期持续 24～96h，而肿瘤细胞或无限传代细胞仅需 6～24h。随着分裂相细胞的出现并逐渐增多，细胞增殖旺盛，成倍增长，活力最佳，此时细胞进入指数生长期，又称对数期。指数生长期受到细胞本身特性及接种密度、血清浓度等因素影响，时间长短不完全相同，一般可持续 3～5 天，此期适于进行实验研究。随着细胞数量的逐渐增多，细胞相互接触汇合成片，因接触抑制及密度抑制，细胞停止分裂繁殖，进入平台期，细胞数量不再增加，但仍维持一定时间的活力，此时应及时分离传代，否则细胞将因中毒而发生改变甚至死亡。悬浮型细胞一般没有潜伏期，接种并添加新鲜培养液后即可迅速进入指数生长期。

1. 贴壁细胞的传代培养

（1）用品

1）器材：离心机、吸管、培养瓶、血细胞计数板、离心管等。

2）试剂：培养液、PBS、0.25%胰蛋白酶。

（2）操作步骤

1）显微镜下观察培养细胞，如细胞密度达 80%，即可进行传代。

2）去除细胞培养瓶中旧培养液，PBS 振荡、洗涤细胞 2 次。

3）向培养瓶中加入 0.25%胰蛋白酶，轻柔转动培养瓶，使其覆盖整个细胞层，置于 37℃细胞培养箱中消化 2～3min。定时取出观察。摇动培养瓶，肉眼观察到细胞单层薄膜上出现针孔状空隙，镜下观察细胞收缩成圆形并有部分细胞悬浮时即可吸去消化液。如消化程度不够，可延长消化时间；如细胞大片脱落，表明消化过度，此时无须去除消化液，直接进入下一步操作即可。

4）加入含血清培养液终止消化。反复冲洗皿底细胞直至瓶壁上的细胞全被冲下。将细胞悬液转移到离心管中后，以 1000r/min 离心 5min。弃去上清液，加入完全培养基重悬，制备单细胞悬液。

5）使用细胞计数板或计数仪进行细胞计数。

6）根据计数结果将细胞浓度调整为 $1×10^5$/ml 后接种细胞，并置于培养箱中培养。

（3）注意事项

1）早期传代时细胞消化时间相对较长，应轻柔吹打细胞以减少对细胞的损伤。

2）首次传代时可增加接种数目，以利于细胞的生存和增殖。

2. 悬浮细胞的传代培养

（1）用品

1）器材：离心管、吸管、培养瓶等。

2）试剂：培养液。

（2）直接传代操作步骤：直接传代悬浮细胞时，向培养瓶中加入等量新鲜培养液，吹打分散后进行分装即可完成传代。

（3）离心传代操作步骤：需更换培养液的悬浮细胞采用离心传代。将细胞与培养液一并转移到离心管内，通过 800～1000r/min 离心 5min 获得细胞沉淀。加入新鲜的培养液，制备细胞悬液后按一定比例进行分装接种。

（五）细胞冻存

细胞冻存是活体组织细胞保存最常用的方法之一。细胞反复传代，不仅会消耗大量的培养瓶和培养基，而且传代次数的增加、在体外环境中的生长时间过长也会引起细胞特性的逐渐变化，特别是大部分组织来源的细胞不能在体外"永生"。因此，可将状态较好的细胞部分冻存，待需要时将细胞复苏后再培养。

1. 用品

（1）器材：冻存管、离心管、吸管、封口胶、储存袋等。
（2）材料：指数生长期细胞。
（3）试剂：PBS、0.25%胰蛋白酶、完全培养基、细胞冻存液。

2. 操作步骤

（1）对指数生长期的细胞进行冻存，并提前一天更换新鲜完全培养基。
（2）PBS 洗涤细胞 2 次后，加入 0.25%胰蛋白酶消化细胞。
（3）终止消化，转移培养基和细胞至新的离心管中，以 1000r/min 离心 5min。
（4）弃去上清后加入适量冻存液，制备成细胞浓度为 $10^6 \sim 10^7$/ml 的细胞悬液。
（5）取 1ml 细胞悬液分装在冻存管中，并使用封口胶进行密封。
（6）标注细胞种类、日期、细胞代数后进行冻存。

3. 注意事项

（1）冻存细胞要有一定的密度要求，依细胞种类而异。人成纤维细胞为（1～3）×10^6 个/ml，杂交瘤细胞为（1～3）×10^6 个/ml，贴壁型肿瘤细胞为（5～7）×10^6 个/ml，悬浮细胞为（5～10）×10^6 个/ml，人淋巴细胞为 5×10^6 个/ml。

（2）一般而言，液氮中冻存的细胞可长期保存，-80℃冰箱中细胞可保存数月。

（3）冻存过程中当温度降至零度以下时，细胞器脱水、细胞中可溶性物质浓度升高，细胞内易形成冰晶。为防止在冻存过程中，细胞内产生大冰晶造成细胞损伤和破裂，冻存细胞时应缓慢冷冻，使细胞逐步脱水，使细胞内不致产生大的冰晶。一般情况下，将细胞冻存管置于程序控制冷冻机中，以每分钟 1～2℃降温至-25℃，再以每分钟 5～10℃降温至-100℃后迅速放入液氮罐中保存。在没有程序控制冷冻机设备的条件下，可采用先将冻存管置于 4℃冰箱 10min，-20℃冰箱 30min，-80℃冰箱 16～18h，然后取出移置-150℃冰箱或-196℃液氮容器内。

（4）为减少冻存过程中冰晶的产生，常加入低温保护剂[如二甲基亚砜（DMSO）]以降低冰点，延缓冻结过程，减少胞内冰晶，从而减少细胞损伤。但需注意，加入 DMSO时释放的热量可能会损伤细胞，应缓慢逐滴加入。

（5）细胞冻存时加入适量血清有利于细胞活力的恢复。20%终浓度血清有利于细胞悬浮，减少沉积，复苏存活率在 80%～90%。对于原代培养细胞，可以尝试更高浓度，如 90% 的血清冻存。

（六）细胞复苏

1. 用品

（1）器材：离心管、吸管、培养皿、37℃恒温水浴箱等。

（2）材料：冻存细胞。

（3）试剂：含 10% 血清的培养液。

2. 操作步骤

（1）冻存管从液氮或 –80℃ 冰箱中取出后，需迅速置于 37℃恒温水浴箱中快速解冻，时间控制在 1min 以内。

（2）在超净台内将细胞悬液移至离心管中，并加入 3 倍体积含血清的培养液稀释。

（3）以 1000r/min 离心 5min 后吸弃上清液，加入新鲜含血清的培养液制备细胞悬液，接种细胞后于细胞培养箱中培养。每 3 日换液，待细胞密度达 80% 以上时即可传代。

3. 注意事项

（1）以急速融化为原则，从而尽快度过冰晶期。

（2）细胞复苏后，约需数日，或传代 1～2 次，细胞生长与特性表现才会恢复正常。

（七）细胞运输

培养细胞可在室温下进行搬运和输送，近距离搬运时（如在 10min 内），可使细胞附着面朝上直接运输，也可弃去培养液后运输，这样可以避免液体剧烈摇晃而使细胞受损，依靠附着于细胞表面的培养液，可使细胞在短时间内不致受损。长距离搬运或邮寄前用新的培养液将培养瓶充满，这样也可以避免由于液体摇晃所致的细胞脱壁或损伤。

三、细胞计数及活力测定

（一）血细胞计数板计数法

在细胞培养时，需要维持一定的细胞密度，细胞才能良好生长。通常需进行细胞计数以控制接种密度。

1. 用品

（1）器材：普通显微镜、血细胞计数板、吸管等。

（2）材料：细胞悬液。

2. 操作步骤

（1）细胞消化离心后，取新鲜培养基重悬细胞，制备单细胞悬液。

（2）取 10μl 细胞悬液于计数板进行细胞计数（图 10-3）。

（3）在低倍镜下调整计数板位置并进行计数。计数时，先调焦看清计数板上的格线（注意降低聚光镜，缩小光阑），然后将四角的大格逐个移入视野中心，计左上、左下、右上、右下四大格中的细胞数。如细胞压在格线上时，计上不计下，计左不计右（图 10-4）。

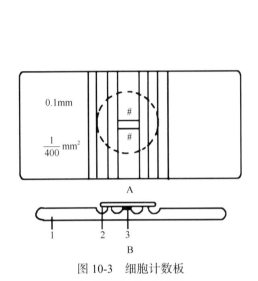

图 10-3　细胞计数板
A. 正面观；B. 侧面观
1. 细胞计数板；2. 盖玻片；3. 计数室

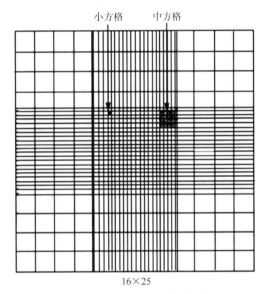

图 10-4　细胞计数板计数网格

（4）计算公式：细胞数/ml=（大格中细胞总数÷4）×10 000×稀释倍数。

注意：计数时，对于由两个或以上细胞组成的细胞团应按单个细胞计数；若细胞团数目占比大于10%，表明细胞分散不好，需重新制备细胞悬液再进行计数。

（二）台盼蓝染色法

在细胞群体中总有一些因各种原因而死亡的细胞，细胞活力即总细胞中活细胞所占的百分比。台盼蓝可通过死亡细胞的细胞膜进入细胞而使之着色，但不易通过活细胞的细胞膜，因而短时间内活细胞不被着色，以此区分死细胞与活细胞，以测定细胞的相对活力。

1. 用品

（1）器材：普通显微镜、血细胞计数板、吸管等。

（2）材料：细胞悬液。

（3）试剂：台盼蓝。

2. 操作步骤

（1）使用双蒸水配制 0.4% 台盼蓝原液，滤器过滤后 4℃保存。

（2）制备细胞密度为 10^6/ml 的单细胞悬液。

（3）细胞悬液与 0.4% 台盼蓝溶液按 9∶1 的比例混匀后进行计数。

（4）计算细胞存活率=（细胞总数－死亡细胞数）/细胞总数×100%。

注意：台盼蓝有轻度的毒性，染色时间不宜太长。若染色时间超过 15min，活细胞也会因为受损而着色。台盼蓝染液不宜久存，否则可导致毒性增大。

（三）MTT 法

MTT 法又称 MTT 比色法，是一种检测细胞存活和生长的方法。噻唑蓝（methylthiazoletetrazolium，MTT）是一种黄色染料，可透过细胞膜进入细胞内。在活细胞线粒体中 MTT 可被琥珀酸脱氢酶还原成一种不溶于水的蓝紫色结晶，沉积在细胞中。溶解结晶物后通过测定其在 490nm 波长的光吸收值，因死细胞内不会发生这种改变，故可间接反映细胞相对数和相对活力，因此 MTT 法可用于检测细胞活力、细胞增殖程度、药物对细胞的毒性等。

1. 用品

（1）器材：酶标仪、细胞培养箱、96 孔板等。

（2）材料：细胞。

（3）试剂：MTT、DMSO。

2. 操作步骤

（1）将细胞以 $1×10^4$/ml 的密度接种于 96 孔板中，并置于细胞培养箱中培养，分别在 24h、48h、72h、96h 等不同时间点检测活细胞数。

（2）配制 5mg/ml MTT 溶液，抽滤除菌后，4℃保存 MTT 溶液。

（3）检测时，每孔加入 20μl MTT 溶液，继续培养 4～6h 后终止培养。

（4）吸弃培养基后，每孔加入 200μl DMSO，摇床振荡溶解 10min。

（6）酶标仪检测各孔在 490nm 波长处的吸光度，并绘制细胞生长曲线。

四、微生物污染

细胞培养过程中操作不当时，易引发微生物污染。微生物污染一旦明确，多数将无法救治。为了防止污染的蔓延，还应及时丢弃污染的细胞。

细菌和真菌的污染多发生在传代、换液和加药等操作中，污染后可出现培养基变浑浊、有异味，液体内漂浮菌丝或细菌等情况。若培养条件没有改变而细胞生长却明显变缓，虽培养液没有变浑浊，但胞质内颗粒增多，有中毒表现，需考虑是否存在支原体污染的情况，必要时可以对细胞进行支原体污染检测。

（一）霉菌和细菌污染

霉菌和细菌污染较易被发现。霉菌和细菌繁殖迅速，会产生并排出有毒物质，这些有毒物质在很短的时间内即可抑制细胞生长或杀死细胞。细菌污染后，培养基一般会浑浊变黄，细胞生长明显抑制。霉菌污染后，显微镜下细胞间可见丝、管状物漂浮于培养基中，不久后肉眼即可见培养基中出现絮状物，较易被发现。

（二）支原体污染

支原体是一种对热敏感，但对一般抗生素不敏感的病原体，大小介于细菌和病毒之间，可通过滤菌器。支原体污染不易被发现，污染后的培养基可不发生浑浊，并且污染后对细胞生长产生的抑制作用在细胞传代、换液后可得到一定程度的缓解。此时易忽视支原体对细胞产生的不良作用，如细胞变性、DNA 合成受影响等。确定有无支原体污染可做如下检测。

1. 相差显微镜检测

镜下观察细胞表面和细胞之间见暗色微小颗粒，类似布朗运动。

2. 荧光染色法

荧光染色后，镜下可见支原体呈散在于细胞周围或附于细胞膜表面的亮绿色小点。

3. 电镜检测

扫描电镜为简便快速检测支原体污染的方法，此外也可以利用透射电镜。

4. DNA 分子杂交检查或支原体培养等方法

检出率高，但方法较复杂。

第二节　成牙本质细胞培养

成牙本质细胞（odontoblast，OD）是唯一具有合成和分泌牙本质有机基质功能的细胞，在牙齿发育和损伤修复过程中发挥着重要作用。

1. 成牙本质细胞原代培养

（1）用含有青霉素和链霉素的 PBS 反复冲洗收集的牙齿后，取出并剪碎牙髓组织，PBS 漂洗 2～3 次以去除血污。

（2）加入 I 型胶原酶，37℃摇床消化 1h。

（3）终止消化后离心弃上清，原代培养基重悬组织与细胞，并通过 70μm 细胞筛。

（4）将细胞悬液按一定密度接种于培养皿中，37℃细胞培养箱中培养。

（5）当细胞扩增后，滤纸片法选取具有成牙本质细胞形态特征的细胞进行传代，如高柱状、核极化、单侧较长细胞突起等特征。

2. 细胞形态特点

成牙本质细胞具有高度分化、核极化和分泌等特性，细胞呈高柱状，细胞体沿着牙本质和牙髓之间的界面单层紧密排列，细胞核极化，在核对侧形成较长细胞突起深入牙本质小管。

3. 成牙本质细胞鉴定

成牙本质细胞表面抗原鉴定：流式细胞仪检测表面标志物。

牙本质磷蛋白（DPP）和牙本质涎蛋白（DSP）是成牙本质细胞的特异性标志物。DPP 只存在于成牙本质细胞中，为成牙本质细胞特异性的表型标志物。DSP 是一种与成牙本质细胞分化相关的糖蛋白，可作为检测成牙本质细胞活性的生化指标。

第三节　成釉细胞培养

成釉细胞（ameloblast，AM）来源于牙源性上皮，具有转运钙盐的能力，可合成分泌、重吸收和降解釉质基质，在釉质形成过程中发挥重要作用。

1. 成釉细胞原代培养

（1）取材无菌条件下分离未萌出的磨牙牙胚，仔细剥离覆盖于软性釉质面及牙本质面的成釉上皮。

（2）加入 I 型胶原酶及 dispase II 型中性蛋白酶，37℃消化 1～2h 使其成为单细胞悬液，离心后弃上清。

（3）用含 20%血清的培养基重悬细胞，以 1×10^6/ml 的细胞密度接种后置于培养箱中培养。

（4）定期观察细胞状态，24h 细胞即可贴壁。每 3 天换培养液一次，待细胞密度至 80%，消化传代。

2. 细胞形态特点

采用普通培养基原代培养的成釉细胞是一种混合细胞，主要有上皮细胞型及成纤维细胞型两种细胞形态。上皮型成釉细胞呈柱状，可分泌成釉蛋白，为成釉细胞的主要表型。扫描电镜观察，细胞内可见基质小泡，胞体伸长。用胶原酶消化后，成纤维样细胞明显减少，8～10 天后，细胞生长连成片状，呈较典型的上皮细胞形态。采用 LHC-9 上皮细胞选择性培养基，可大大提高上皮细胞的存活率，此时成釉蛋白分泌明显增多。

3. 免疫组织化学染色

角蛋白 14（K14）、肝细胞生长因子受体（c-Met）和釉原蛋白（amelogenin）反应阳性，表明体外培养细胞与体内成釉细胞的发育和功能的相似性。

4. 体外培养生长增殖特点

成釉细胞体外原代培养成功率较低，培养 24h 成釉细胞开始贴壁，从第 5 天开始，细胞增殖加快，约 10 天时细胞生长连成片。成釉细胞生长良好，可以传至第 5 代，第 5 代后细胞多数情况下会逐渐变形，失去上皮细胞形态。

第四节　成骨细胞培养

成骨细胞（osteoblasts，OB）由间充质干细胞（MSC）分化而来，是骨骼中参与骨形成的主要功能细胞，具有合成、分泌和矿化骨基质的作用。

1. 成骨细胞原代培养

（1）收集骨组织，制备成 1～3mm 大小的小块。用含青霉素和链霉素的无菌 PBS 反复清洗骨组织块至呈乳白色，通常需 3～5 次。

（2）用胰酶消化 10min，胶原酶Ⅱ消化 30min 后，终止消化。

（3）将骨组织块均匀种植于培养皿中，种植密度为 0.2～0.5g/cm^2，加入含 10%血清、1%青霉素和链霉素的 DMEM-F12 培养基培养。

（4）首次培养 7 天后换液，随后每 3 天换液 1 次。当细胞密度达 80%时，进行传代培养。

2. 细胞特点

成骨细胞呈矮柱状或立方形，带有小突起；核大而圆、核仁清楚；胞质嗜碱性，含有丰富的碱性磷酸酶。电镜下观察，可见胞质内含有大量粗面内质网、发达的高尔基复合体及丰富的核糖体和线粒体。

不同方法培养的成骨细胞形态略有差异：酶消化法和骨组织块法培养时，细胞多表现为立方形，体积较小；骨膜组织块法培养时，细胞呈长梭形，形态与纤维细胞很相似；骨髓培养法培养时，早期细胞为圆形，2周后逐渐呈长梭形，排列紧密时细胞呈方形。

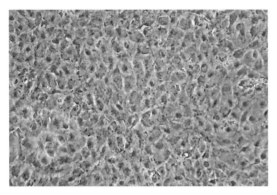

图 10-5　小鼠胚胎成骨细胞 MC3T3

3. 成骨细胞的鉴定（图 10-5，见彩图 10-5）

（1）矿化结节：成骨细胞可矿化细胞外基质，产生的矿化结节可被茜素红染色。染色后可见橘红色颗粒状或块状矿化结节散在分布于培养板中。

（2）碱性磷酸酶（ALP）染色：碱性磷酸酶高表达是成骨细胞分化成熟的早期标志。碱性磷酸酶化学染色后镜下呈黑色，根据颜色的深浅定性或定量分析碱性磷酸酶的表达水平。

第五节　牙周膜成纤维细胞培养

人牙周膜成纤维细胞（human periodontal ligament fibroblast，hPLF）是牙周膜主要的间质细胞，这种类型的细胞不仅具有合成胶原、基质、弹性纤维和糖蛋白的能力，还具有吸收胶原、吞噬异物的能力，在牙周组织的病变、修复及再生过程中发挥着重要作用。

1. 牙周膜成纤维细胞原代培养

（1）收集牙齿，浸泡于含 5%青霉素和链霉素的 α-MEM 培养基中 4℃保存，2h 内取材。

（2）用含青霉素和链霉素的 PBS 清洗牙齿后，手术刀刮取并收集牙根中 1/3～2/3 的牙周膜组织。

（3）加入 I 型胶原酶，于 37℃恒温摇床消化组织 90min，当显微镜下观察有大量细胞消化出来时，终止消化。加入 10ml DMEM 混匀，1000r/min 离心 5min，吸弃上清液。

（4）加入 20%胎牛血清的 DMEM 制备细胞悬液，接种于培养皿中。最初于 5～7 天后换液，以后每 3 天换一次液。

（5）定期观察，显微镜下观察有牙周膜成纤维细胞贴壁生长。当细胞达到 80%汇合度时，进行细胞传代培养。

2. 操作步骤（组织块法）

（1）手术刀刮取、收集牙齿根中 1/3～2/3 的牙周膜组织，并将组织切成小于 2mm×2mm 的组织块。

（2）加入 I 型胶原酶，于37℃消化组织块 2h。

（3）将组织块均匀地铺在培养瓶底壁上。加入含 10%胎牛血清、1%青霉素和链霉素的 α-MEM 培养基，于细胞培养箱中培养。

（4）定期观察，显微镜下可见组织块周围有原代牙周膜成纤维细胞爬出，当细胞达到80%汇合度时，进行传代培养。

3. 细胞形态特点

细胞形态与成纤维细胞形态相似。电镜下观察，细胞较大，轮廓清楚，细胞突起较多，呈分支状，突起内及细胞周边有致密排列的微丝束，微丝束上有半圆形致密结节。成纤维细胞功能活动旺盛，细胞质呈嗜弱碱性，胞质内含有大量糖原颗粒，核周围可见与细胞代谢相关的丰富发达的细胞器，还可见吞饮泡、微泡及髓鞘质。

4. 免疫组织化学染色

体外培养的牙周膜细胞波形蛋白表达呈阳性，角蛋白、神经丝蛋白、结蛋白、胶质细胞原纤维酸性蛋白呈阴性，表明牙周膜细胞为间充质来源或中胚层来源的细胞。

5. 体外细胞生长增殖特点

人牙周膜细胞体外原代培养成功率高于牙髓细胞，为40%～80%。细胞在体外第1～5次传代培养期间，生长增殖较快，可在体外长时间存活（达 4～12 个月），持续传 40 代以上。

6. 牙周膜细胞增殖分化的影响因素

生长因子、激素、蛋白质等物质均对牙周膜细胞的增殖与分化功能有调节作用。

（1）生长因子：各种生长因子都可以通过牙周膜细胞膜表面的受体介导影响细胞的增殖与分化功能。目前认为，多肽类生长因子如表皮生长因子、成纤维细胞生长因子等均可促进牙周膜细胞的增殖，并且对牙周膜细胞 DNA 合成有浓度依赖性促进作用。

（2）胰岛素：通过胰岛素受体或胰岛素样受体介导对细胞发挥调节作用。研究表明，胰岛素在 10～1000U/ml 时可促进牙周膜细胞增殖，提高碱性磷酸酶的活性及蛋白含量。

（3）纤维粘连蛋白：研究表明，外源性纤维粘连蛋白在一定浓度下能促进牙周膜细胞 DNA 的合成，促进细胞合成肌动蛋白和III型胶原，还可促进细胞中微丝的聚合，并抑制细胞自身合成纤维粘连蛋白。

（4）抗坏血酸（ascorbic acid，AsA）：抗坏血酸及其衍生物 AsA-P 可促进牙周膜细胞胶原合成，AsA-P 可增强牙周膜细胞碱性磷酸酶活性，促进细胞 DNA 合成及附着，对细胞增殖和分化有正向调节作用。

（5）羟基磷灰石（hydroxyapatite，HA）：实验中将羟基磷灰石粉加入体外培养的牙周膜细胞中，发现细胞与羟基磷灰石颗粒紧密贴附，并可吞噬羟基磷灰石颗粒。吞噬羟基磷灰石颗粒的细胞 DNA 及蛋白合成增加，羟基磷灰石的多孔性和高孔隙率有利于细胞的生长和黏附，羟基磷灰石颗粒能促进牙周膜细胞的分化。

第六节　牙髓干细胞培养

牙髓干细胞（dental pulp stem cell，DPSC）是一类具备间充质干细胞特征的成体干细胞群，具备克隆、自我更新、多种细胞表型分化的能力。牙髓干细胞临床取材方便，安全性高。目前实验室牙髓干细胞的分离培养多取自年轻患者因正畸拔除的前磨牙或拔出的智齿的牙髓。

1. 牙髓干细胞原代培养

（1）在无菌条件下，取出牙髓组织并将其剪碎成 1～2mm 大小的组织块。

（2）用含青霉素和链霉素的无菌 PBS 清洗组织块，1000r/min 离心 5min，PBS 反复重悬清洗 2 次。

（3）沉淀中加 I 型胶原酶和 II 型中性蛋白酶，于 37℃振荡消化 40～50min。

（4）待组织块基本溶解时终止消化。通过离心重悬清洗组织，最后一遍离心弃上清后，用含青霉素和链霉素的 20% FBS 的 α-MEM 重悬细胞与组织块。

（5）将细胞与组织块消化液均匀接种于 6 孔板中，放入细胞培养箱中培养。

（6）每 3 天更换一次培养基。待细胞密度达 80%后，进行传代培养。

2. 细胞形态特点

牙髓细胞呈梭形，有突起，核圆、居于细胞中央。细胞较少时排列疏松，细胞伸展充分，呈多角形；细胞较多时排列紧密。电镜下观察可见细胞有发达的粗面内质网、高尔基体及极化的细胞核，胞质内含大量分泌颗粒，细胞周边有分泌泡。细胞可呈复层生长，并进一步形成细胞结节。

3. 免疫组织化学染色

体外培养的牙髓细胞波形蛋白表达呈阳性，角蛋白、神经丝蛋白、结蛋白、胶质细胞原纤维酸性蛋白呈阴性，表明牙髓细胞为间质细胞或中胚层来源的细胞。

4. 牙髓干细胞多向分化能力鉴定

（1）待细胞密度达 80% 时，更换矿化诱导培养基或成脂诱导培养基继续培养。

（2）矿化诱导培养 21 天后，4% 多聚甲醛细胞固定，茜素红染色液染色，镜下观察矿化结节形成情况并拍照，以此检测牙髓干细胞分化能力。

（3）成脂诱导培养 21 天后，4% 多聚甲醛细胞固定，油红 O 室温避光染色，再用苏木精染液复染细胞核，镜下观察脂滴形成情况并拍照，以此检测牙髓干细胞分化能力。

（黄焱玉　曲　明）

参 考 文 献

包柳郁, 金岩, 牛忠英, 等, 2003. 人牙源性上皮细胞的体外培养研究[J]. 临床口腔医学杂志, 19（11）: 643-645.

包柳郁, 金岩, 史俊南, 等, 2004. 用人牙源性上皮和间充质细胞构建组织工程化牙齿样结构的实验研究[J]. 牙体牙髓牙周病学杂志, 14（11）: 607-611.

陈新梅, 肖明振, 倪龙兴, 等, 2000. 体外培养的人牙乳头间充质细胞的矿化特征[J]. 牙体牙髓牙周病学杂志, 10（1）: 10-12.

杜晓, 陈小平, 张开明, 等, 2009. 人骨髓间充质干细胞体外向血管内皮细胞诱导分化的研究[J]. 中西医结合心脑血管病杂志, 7（8）: 940-941.

高洁, 田立坤, 刘冬娟, 等, 2002. 大鼠成釉细胞的原代培养和光、电镜观察[J]. 口腔医学, 22（2）: 62-63.

高秦, 刘宏伟, 金岩, 等, 2006. 人牙周膜干细胞的体外分离、纯化及初步鉴定[J]. 实用口腔医学杂志, 22（1）: 34-37.

谷鸿喜, 张凤民, 凌虹, 2012. 细胞培养技术[M]. 北京: 北京大学医学出版社.

韩春, 2009. 牙根发育期相关间充质干细胞生物学特性的研究[D]. 西安: 第四军医大学.

贺慧霞, 金岩, 史俊南, 等, 2004. 人牙髓干细胞的体外分离、培养及鉴定[J]. 临床口腔医学杂志, 20（9）: 515-518.

任娟, 李霞, 孙克勤, 等, 2007. 人牙周膜成纤维细胞的原代培养及鉴定[J]. 中国药物与临床, 7（9）: 672-673.

宋今丹, 2003. 医学细胞分子生物学[M]. 北京: 人民卫生出版社.

Bruce A, Johnson A, Julian L, et al., 2008. Molecular Biology of the Cell[M]. 5th eds. New York: Garland Sciencex.

彩　插

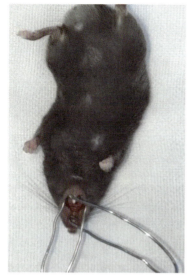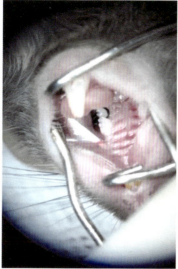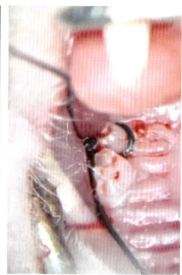

图 1-2　局部结扎法

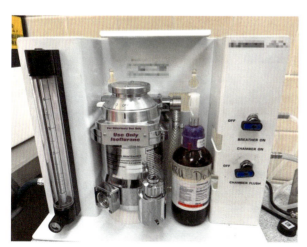

图 2-10　小动物麻醉机

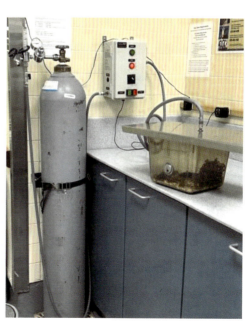

图 2-11　二氧化碳吸入装置

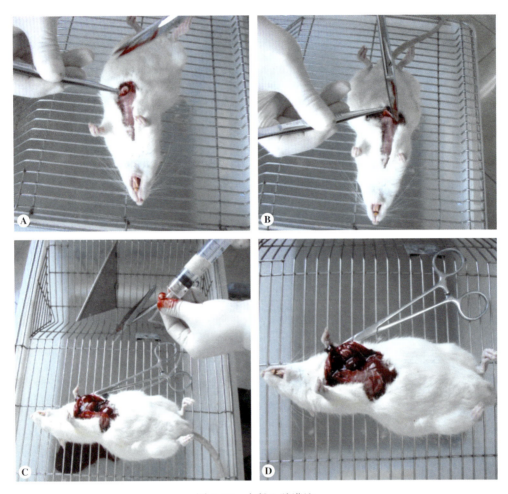

图 2-12 小鼠心脏灌注

A. 切开皮肤，暴露胸腔；B. 分离肋骨，暴露心脏；C. 插入针头，开始灌注；D. 剪开右心耳，促进血液排出。

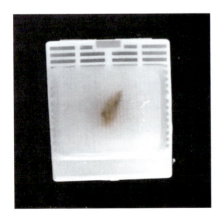

图 3-1 石蜡包埋

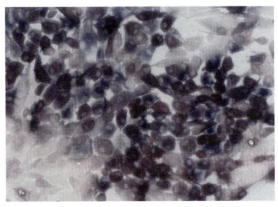

图 5-1 MC3T3 成骨细胞 ALP 染色（20×10 倍）

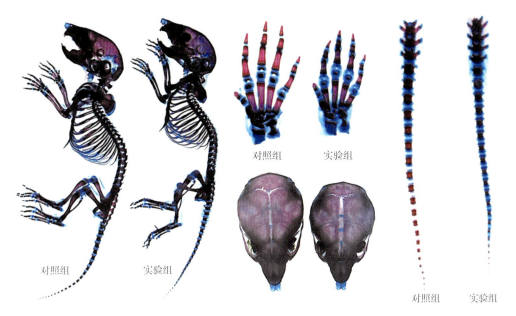

对照组　实验组

对照组　实验组

对照组　实验组

图 6-1　1 周龄实验组（cKO 小鼠）和对照组小鼠茜素红 - 阿尔辛蓝染色
（全身、前爪、头颅、尾巴）对比图

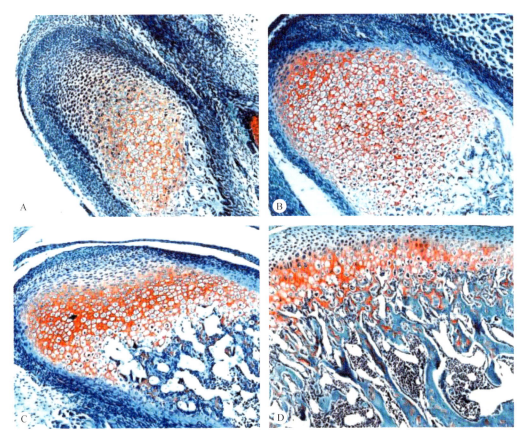

图 6-2　野生型小鼠下颌髁突染色（A. 胚胎 17.5 天；B. 0 天；C. 7 天；D. 21 天）

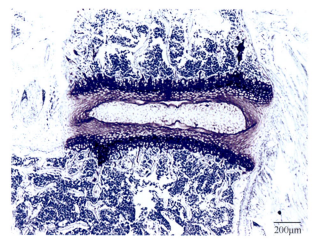

图 6-3　出生后 14 天的野生型小鼠第一腰椎甲苯胺蓝染色图片（标尺刻度：200μm）

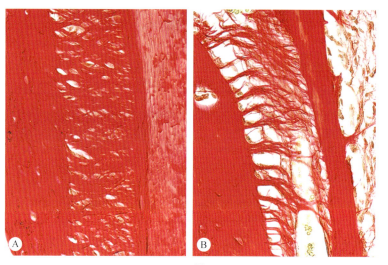

图 6-4　4 周龄 2.3kb *Collα1*-Cre；*Fam20C*^{fl/fl} 小鼠（B）和同窝正常对照小鼠（A）
磨牙根分叉区牙周膜染色（自然光下，×600 倍）

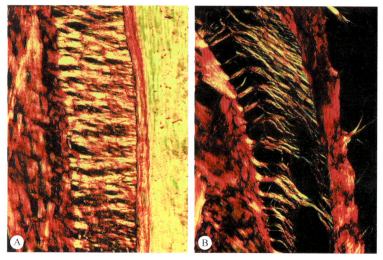

图 6-5　4 周龄 2.3kb *Collα1*-Cre；*Fam20C*^{fl/fl} 小鼠（B）和同窝正常对照小鼠（A）
磨牙根分叉区牙周膜染色（偏振光下，×600 倍）

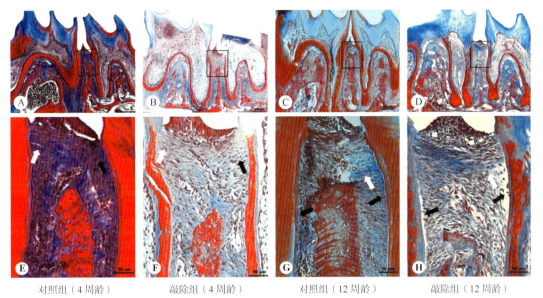

图 6-6　4 周龄和 12 周龄 3.6kb *Col1α1*-Cre；*Fam20C*^{fl/fl} 小鼠（敲除组）和同窝正常对照小鼠（对照组）
牙周膜胶原纤维的对比（A ～ D：×40 倍，E ～ H：×200 倍）

对照组（4 周龄）　　　敲除组（4 周龄）　　　对照组（12 周龄）　　　敲除组（12 周龄）

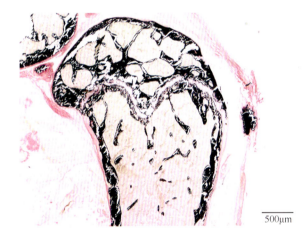

500μm

图 6-7　出生 14 天的野生型小鼠长骨 Von Kossa 染色图片（标尺刻度：500μm）

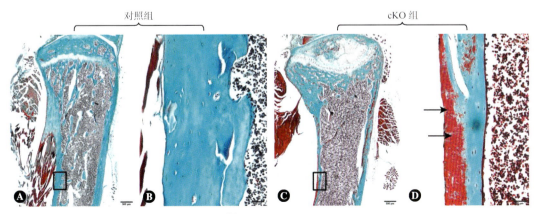

对照组　　　　　　　　cKO 组

图 6-8　12 周龄 2.3kb *Col1α1*-Cre；*Fam20C*^{fl/fl} 小鼠（cKO 组）和同窝正常对照小鼠（对照组）股骨染色
（A、C. ×40 倍；B、D. ×200 倍）

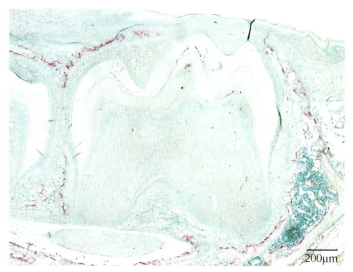

图 6-9　出生 10 天的野生型小鼠下颌第一磨牙 TRAP 染色图片
（红色为阳性信号；标尺刻度：200μm）

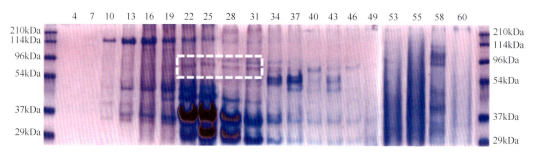

图 6-10　3 周龄野生型小鼠唾液腺 Stains-All 染色

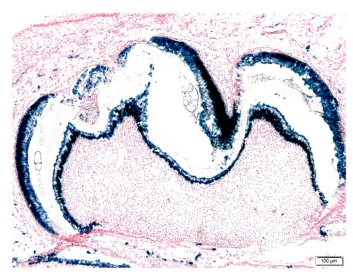

图 6-11　出生 5 天的野生型小鼠下颌第一磨牙 X-Gal 染色图片
（蓝色为阳性信号；标尺刻度：100μm）

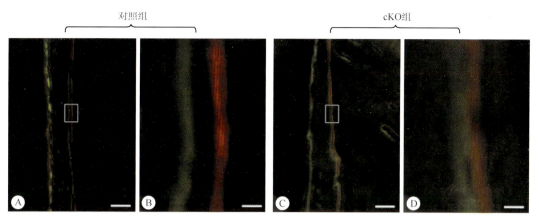

图 6-12　4 周龄 2.3kb *Col1α1*-Cre；*Fam20C*^{fl/fl}（cKO 组）小鼠和同窝正常对照小鼠股骨双荧光标记
（A、C 比例尺：100μm，B、D 比例尺：10μm）

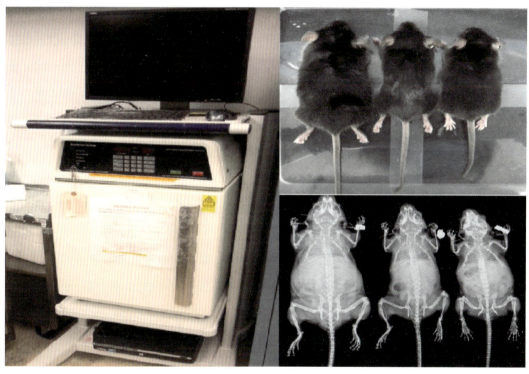

图 7-1　X 线小动物活体成像

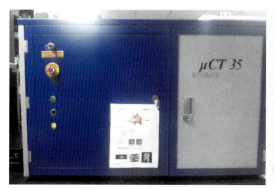
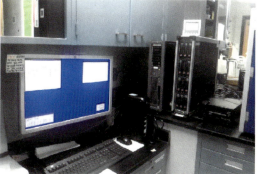

图 7-2　Micro-CT 成像设备

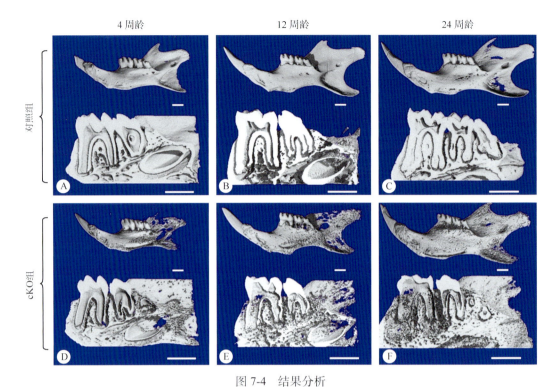

4 周龄　　　　　　12 周龄　　　　　　24 周龄

图 7-4　结果分析

A ～ C 分别为 4 周龄、12 周龄、24 周龄对照组小鼠下颌骨图像；D ～ F 分别为 4 周龄、12 周龄、24 周龄实验组 *Fam20c* 缺失小鼠（cKO 组）下颌骨图像（标尺刻度均为 1mm）

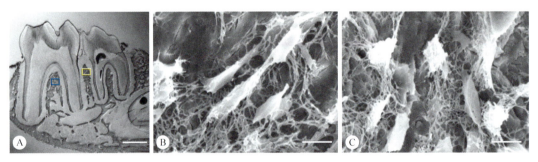

图 7-6　从 4 周龄小鼠牙槽骨分叉区拍摄的扫描电镜图片

A. 牙槽骨分叉区图（标尺 500μm）；B. 牙槽骨分叉区放大图（蓝色框区域；标尺 10μm）；C. 牙间隔牙槽骨区放大图（黄色框区域；标尺 10μm）

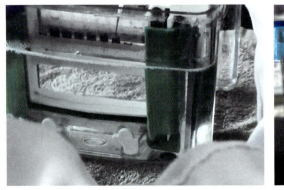

图 8-3　上样

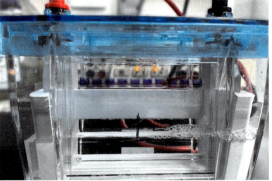

图 8-4　电泳

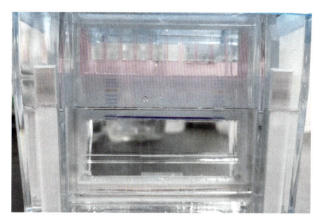

图 8-5　转膜

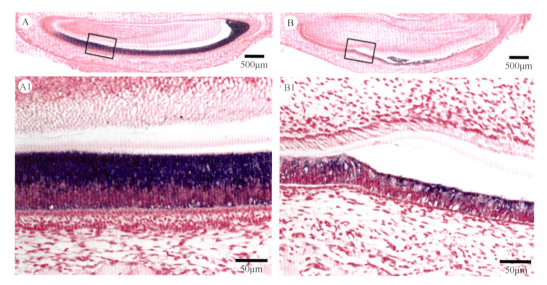

图 9-2　3 日龄小鼠 mRNA 染色图片

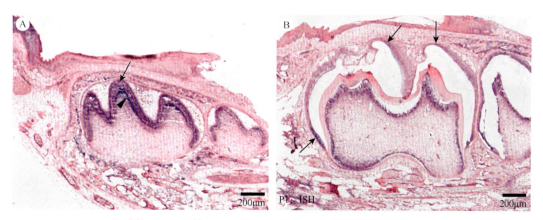

图 9-3　1 日龄（A）和 11 日龄（B）小鼠磨牙染色图片

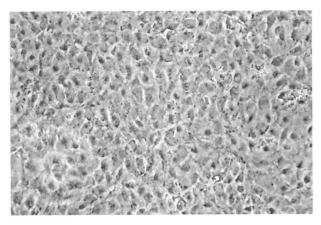
图 10-5　小鼠胚胎成骨细胞 MC3T3